이혈도

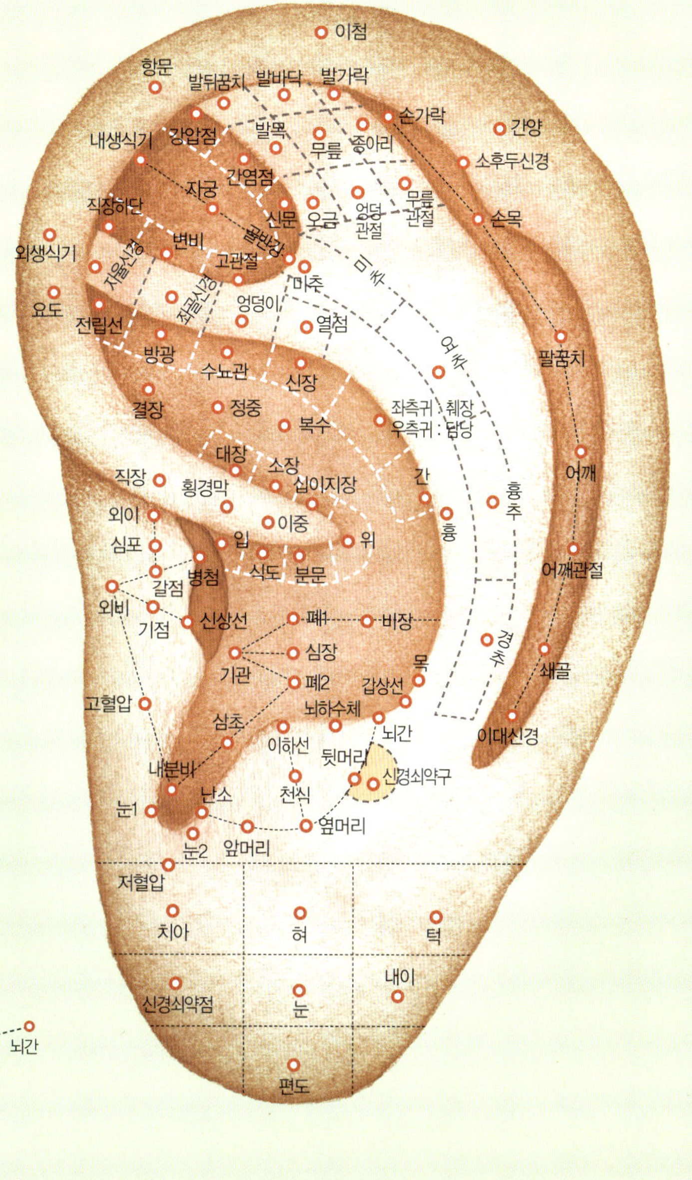

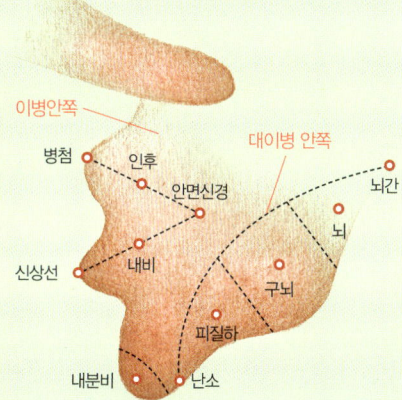

귀의 안쪽(대이병, 이병)

하여 이륜각(입~대장)
에서 바깥쪽으로 밀어준다.

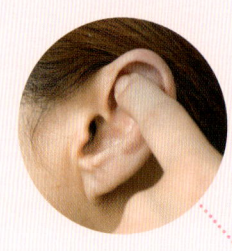

STEP 11

검지를 이용하여 삼각와 안쪽을 골고루 눌러준다.

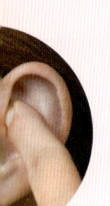

STEP 7

검지를 곧게 펴서 이갑정 부위를 안쪽에서 바깥쪽으로 밀어준다.

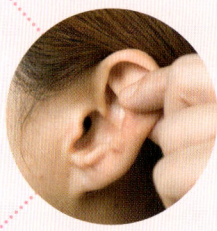

STEP 12

이주 부분을 엄지와 검지를 이용하여 골고루 마사지한다.

이용하여 대이륜
하며 잡아당긴다.

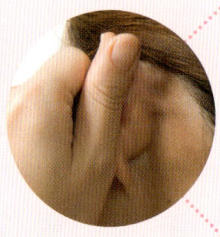

STEP 13

귓바퀴를 아래부터 위쪽까지 잡아당겨준다.
TIP | 귀를 크게 만든다는 느낌으로 당긴다.

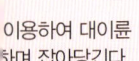

STEP 9

검지를 이용하여 대이륜상각의 안쪽까지 골고루 밀어준다.

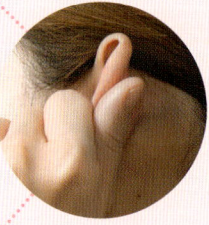

STEP 14

귀 뒤쪽의 상이근, 중이근, 하이근 부위를 위에서 아래까지 엄지로 강하게 밀어준다.

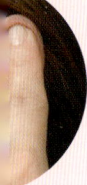

를 이용하여
을 골고루 마사지한다.

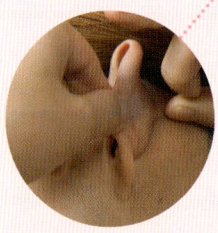

STEP 15

엄지와 중지를 모았다 튕기며 귓등을 전체적으로 두드려준다.

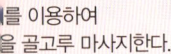

반대쪽 귀도 똑같이 실시한다.

전신 마사지 1시간 효과가 있는
하루 10분 귀 마사지

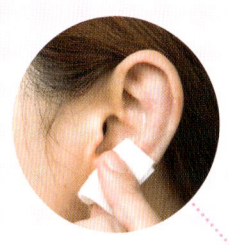

STEP 1

소독 솜으로 귀의 귓바퀴, 안쪽, 바깥쪽을 골고루 닦아준다.

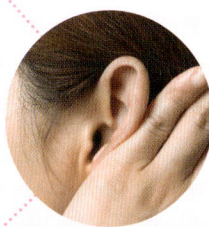

STEP 2

양손을 열이 날 정도로 비빈 후, 양손바닥으로 양쪽 귀를 뒤에서 앞쪽으로 천천히 밀어준다. 8회 정도 반복한다.

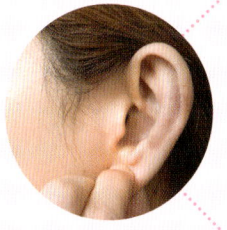

STEP 3

눈을 감고 양손의 엄지와 검지로 양쪽 귓불을 지그시 눌렀다 떼기를 반복한다.
TIP | 눈이 맑아지는 효과가 있다.

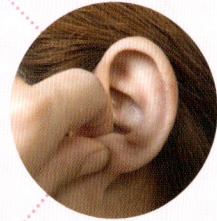

STEP 4

엄지와 검지를 이용하여 대이병(귓불의 볼록 솟은 부위)을 위쪽으로 잡아당겨준다.
TIP | 머리가 맑아지고 두통 완화, 뇌 건강에 도움이 된다.

STEP 5

검지를 곧게 펴서 이갑강 부위를 시계방향으로 10회 정도 돌려주고 다시 반대방향으로 돌려준다.
TIP | 심장, 폐, 비장을 튼튼하게 해주고 기관지를 건강하게 한다.

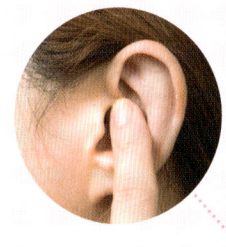

STEP 6

검지를 이용 부위를 안쪽

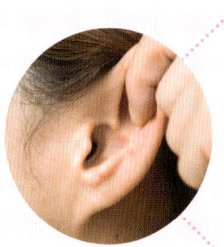

STEP 8

엄지와 검지를 부위를 마사

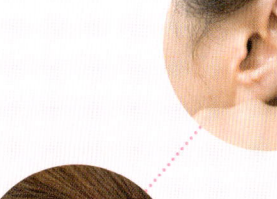

STEP 1

엄지와 검지 대이륜상각

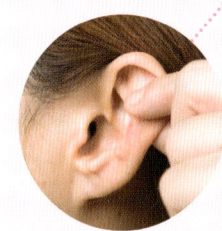

귀 해부명칭

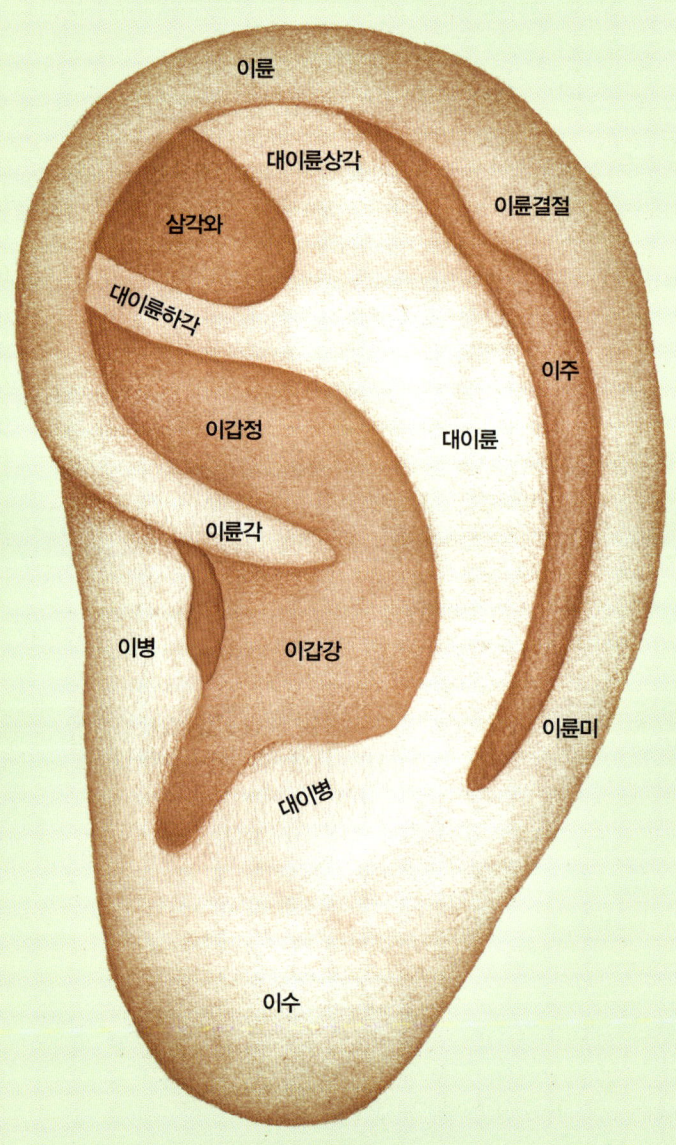

하루 10분
귀 마사지의 **힘**

내 몸의 모든 통증을 없애주는 이어테라피

하루 10분
귀 마사지의 힘

최은하 지음

위즈덤하우스

프롤로그
이어테라피를 소개하며

피부·비만 관리학을 전공한 나는 2002년부터 두피탈모 전문 관리 센터를 운영해왔다. 두피 관리를 하다가 이어테라피를 시작하게 된 데는 운명과도 같은 한 사람과의 만남이 계기가 되었다.

두피 관리 센터를 시작한 지 1년이 채 되지 않았을 때 한 여성이 찾아왔다. 전체적으로 머리카락이 아주 많이 빠진 20대 초반의 여성이었다. 얼굴에는 화농성 여드름이 많고 기운도 없어 보였다. 더군다나 머리카락이 너무 많이 빠지다 보니 대인기피증과 우울증이 심한 상태였다.

우선 그녀의 탈모를 관리하기 위해 두피 스케일링과 영양앰플 관리를 1주일에 2회 정도 진행했다. 일반적으로 6개월 정도 관리하면 조금씩 두피도 좋아지고 모발도 약간씩 굵어지기 마련이다. 그런데 그 여성은 1년 동안 열심히 관리했는데도 좋아질 기미가 보이지 않았다. 한 가닥 희망을 갖고 나를 찾아와 열심히 관리를 받아도 전혀 변화가 없으니, 그녀의 실망은 이만저만 큰 것이 아니었다. 실망한 것은 그녀뿐만이 아니었다. 나 또한 슬럼프에 빠졌다.

'이렇게 열심히 하는데 왜 나아지지 않는 걸까?'
'과연 내가 앞으로 이 일을 계속할 수 있을까?'

당시만 해도 두피 탈모 관리의 역사가 짧아서 전문적인 지식이나 이론이 많이 확보되지 못한 상황이었다. 나도 피부·비만 관리학을 전공했으니 이론적인 부분은 잘 알고 있었지만 임상 경험은 그리 많지 않았던 터였다. 그녀의 탈모 문제를 해결하지 못하면 앞으로 두피 탈모 전문가로 일할 수 없을 것 같았다. 힘들어하는 그녀를 치료해주고 싶은 마음과 함께 전문가로서 나의 자존심이 달린 문제였다.

나는 처음부터 다시 시작하기로 했다. 그녀의 탈모의 원인을 다시 분석하기 시작했다. 탈모의 원인은 60여 가지가 넘을 정도로 많아서 정확한 원인을 찾아내기가 쉽지 않다. 그런데 분석 과정 중 초경을 중학교 2학년 때 시작했으나 8년 동안 1년에 겨우 1~2회 정도 생리를 한다는 것을 알아냈다. 호르몬에 문제가 있는 경우 몸이 무겁고 입 주변에 여드름도 생기며 전체적으로 탈모가 오는 경우가 있다.

호르몬이 아주 큰 원인인 게 분명했다. 그래서 우선 그녀의 호르몬 문제를 해결할 수 있는 방법이 없을까 고민했다. 여러 가지 대체요법을 찾아보던 중 중국에서 공부하고 온 지인을 통해 이어테라피가 좋은 치료법이 될 수 있다는 사실을 알았다. 귀는 인체의 축소판으로 오장육부를 비롯한 모든 장기가 들어 있는데, 뇌 및 호르몬과 관련된 신경의 혈점들도 분포되어 있다.

그래서 나는 그 여성에게 이어테라피를 통해 호르몬 혈점을 자극해보자고 제안했다. 일주일에 두 번씩 귀 마사지를 30분 정도 시행했고 보인석(건강볼)을 첩압해주었다.

그렇게 한 지 6개월 정도 지난 어느 날 새벽, 그녀에게서 전화가 왔다. 밤중에 온 전화에 무슨 일이라도 생겼나 가슴이 덜컹했다.

"원장님, 저 지금 하혈을 해요. 왜 그럴까요?"

나는 우선 병원에 가서 정확한 진단을 받아보라고 했다. 그러자 병원에 다녀온 그녀가 기쁜 소식을 전했다. 특별한 이상은 없고 단순한 생리라는 것이었다. 그 후 1년에 겨우 한두 번 하던 생리는 3개월 한 번, 2개월에 한 번으로 바뀌어갔다. 1년이 지나서는 마침내 생리주기가 정상적으로 돌아왔다. 그리고 2년 정도 더 지나면서 모발도 전체적으로 풍성하게 올라오기 시작했다. 턱선을 따라 났던 화농성 여드름도 개선되었으며, 무엇보다도 대인기피증과 우울증이 사라졌다고 했다.

너무나 기뻐하는 그녀를 보면서 나도 자연히 슬럼프를 극복했다. 그리고 이어테라피의 효과에 확신을 갖게 되었다.

<u>이때를 시작으로 지난 15년간 이어테라피를 공부하고 임상을 하면서 연구를 거듭해왔다. 갖가지 질환으로 고민하는 수많은 이들을 만나고 수많은 경험을 했다.</u> 처음에는 탈모 관리를 위해 방문한 사람들 중 이어테라피가 필요한 경우에만 추가적으로 이어테라피를 해주었다. 그런데 이어테라피만 받으러 오는 사람들이 점점 늘기 시작해서 지금은 이어테라피를 받기 위해 방문하는 사람이 더 많아졌다. 그리고 이어테라피를 통해 많은 이들이 건강이 호전되었다고 말한다.

이어테라피가 아직 낯선 분야이다 보니 처음에는 의심이 가득한 눈초리를 보내는 사람도 많다. 하지만 내가 귀를 보고 건강 상태를 분석해내면 깜짝 놀라면서 의심을 조금씩 거두기 시작한다. 그리고 관리를 받은 후 몸 상태가 변하는 걸 직접 느끼면서 귀가 우리 인체 곳곳

과 연결되어 있다는 사실을 자연히 알게 된다.

하지만 여전히 이어테라피에 대해 알고 있는 사람은 많지 않다. 그래서 우리 센터에 내원하는 이들도 거의 입소문을 통해 찾아오는 경우다. 주변 사람이 이어테라피를 통해 건강이 개선되는 것을 눈으로 확인하고서야 찾아오는 것이다. 그래서 여러 기업이나 단체에서 강의를 하며 이어테라피를 알리기 위해 노력해왔다. 강의를 통해 이어테라피를 처음 접한 이들은 수많은 질문을 쏟아내지만 일일이 모두 답해줄 수 없어 아쉬웠다. 더 많은 정보를 얻고 싶어 하는 이들을 위해 이 책을 쓰기 시작했다.

우리 센터에 오는 사람들 중에는 멀리 지방에서 올라오는 이들도 많다. 하지만 이어테라피는 혼자 집에서도 충분히 할 수 있으니, 그 방법을 잘 알아놓으면 굳이 먼 걸음을 하지 않아도 될 것이다. 또 여전히 이어테라피에 대한 확신이 없는 이들도 이 책을 보며 그 효능을 확인해볼 수 있을 것이다.

이어테라피로 개선할 수 있는 질환은 이 책에 담긴 것보다 훨씬 많다. 그중에는 효과가 빨리 나타나는 것도 있고, 시간이 좀 걸리는 것도 있다. 이 책에서는 현대인이 많이 걸리면서 이어테라피를 통한 개선 효과가 빠른 질환들을 골라 소개해놓았다. 부디 이 책을 보고 여러 질환으로 고생하는 이들이 건강한 일상을 누리기를 바란다.

최은하

CONTENTS

프롤로그 이어테라피를 소개하며 4
이 책을 보는 법 10

PART 01 귀를 통한 자연치유, 이어테라피

- 이어테라피란? 14
- 이어테라피의 10가지 장점 16
- 고대에서부터 이어져온 이어테라피 19
- 몸속 장부들의 관계를 이해하자 22
- 귀는 14개의 부위로 나누어진다 27

PART 02 이어테라피의 기본, 이것만 알아도 건강해진다

- 귀를 보고 내 건강 상태를 체크해보자 36
- 귀를 보면 건강이 보인다. 귀로 보는 질환 40
- 집에서 하는 10분 이어테라피 48
- 보인석 건강볼 부착하기 55

PART 03 주요 증상에 따른 이어테라피

1. 현대인의 일상 속 건강을 지킨다
- 눈의 피로, 간의 혈점을 공략하라 63
- 만성피로, 먼저 간과 신장을 회복시켜라 69
- 치매를 막으려면 매일 아침 귀를 마사지하라 75
- 불면증, 심신을 안정시키자 81
- 우울증, 뇌신경계의 건강을 회복하라 87

- 공황장애는 심장이 느끼는 공포 93
- 건강 상태를 알려주는 탈모, 몸속을 다스려라 99
- 스트레스를 방치하면 자율신경이 무너진다 106
- 감기, 초기에 잡는 이어테라피 방법 113
- 즐거운 여행의 불청객, 멀미 예방법 120

2. 여성의 몸과 마음을 치유한다

- 갱년기 장애를 극복하게 돕는 이어테라피 127
- 부작용 없는 생리통과 생리불순 관리 134
- 여드름, 호르몬을 관리하라 140
- 비만, 식욕 호르몬을 조절하라 147
- 부종, 체내의 수분을 관리하라 154
- 수족냉증, 손과 발에 건강한 혈액을 보내라 159
- 방광염은 신장과 함께 다스려라 165
- 화병이 내 몸을 태운다 171

3. 내 몸의 모든 통증이 사라진다

- 만성적인 어깨 통증을 완화하자 179
- 목의 통증, 목보다 귀를 마사지하라 184
- 두통, 약 없이 완화할 수 있다 189
- 행복한 노년을 방해하는 무릎 통증 196
- 허리부터 다리까지, 신경통 관리법 202
- 통풍, 혈액순환을 촉진하라 208

4. 잘 낫지 않는 고질병, 이어테라피로 극복한다

- 만성위염, 자율신경의 조화를 이루라 215
- 고혈압, 혈점 자극으로 혈압을 내린다 222
- 비염, 오장육부를 함께 관리하라 228
- 변비는 신장과 관계있다 235
- 이명의 소음에서 해방되자 241
- 당뇨, 합병증을 막는 전체적인 관리가 필요하다 248

참고문헌 254

이 책을 보는 법

마사지할 부위를 알려줍니다.

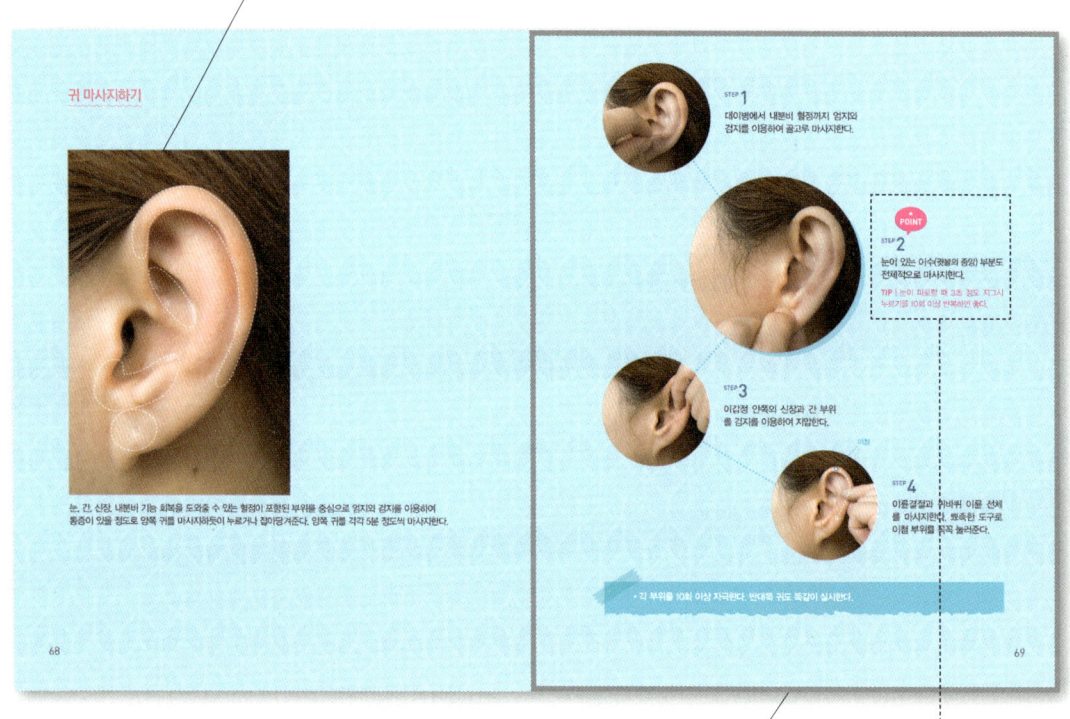

한 부위씩 차례로 마사지하는 법을 알려줍니다.
양쪽 귀에 똑같이, 각 10분씩 실시합니다.

포인트가 되는 부위를 알려줍니다.
이 부위만 잘 마사지해도 도움이 됩니다.

○ 보인석(건강볼)을 부착할 혈점의 위치를 알려줍니다. 양쪽 귀에 똑같이 부착하며, 보인석 주변의 테이프는 서로 겹쳐도 됩니다.

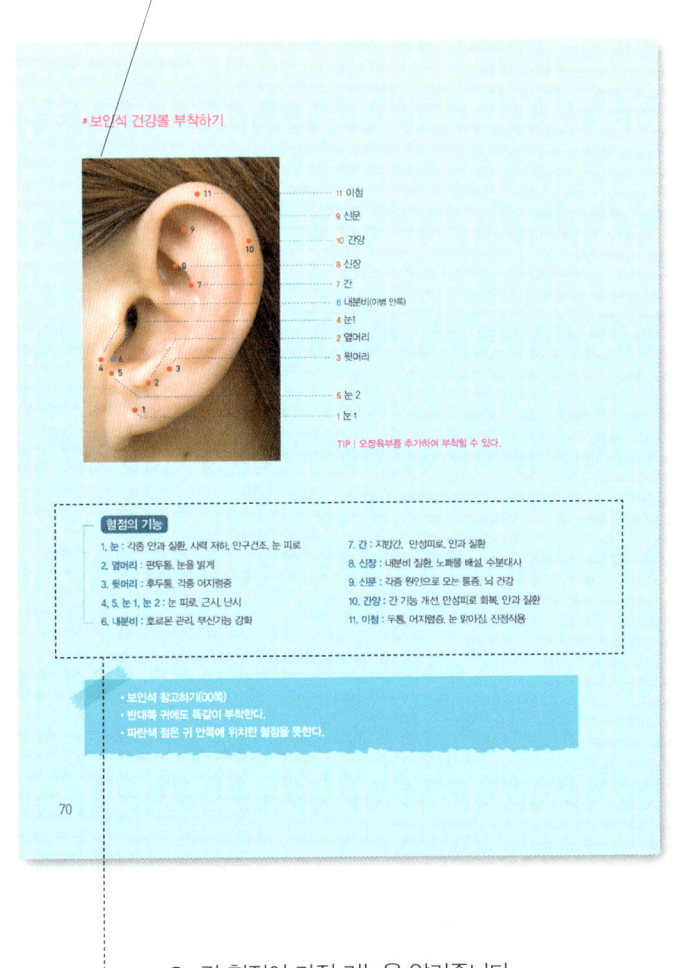

• 보인석 건강볼 부착하기

11 이첨
9 신문
10 간양
8 신장
7 간
6 내분비(이쁨 안쪽)
4 눈1
2 옆머리
3 뒷머리
5 눈 2
1 눈 1

TIP | 오정육부를 추가하여 부착할 수 있다.

혈점의 기능

1. 눈: 각종 안과 질환, 시력 저하, 안구건조, 눈 피로
2. 옆머리: 편두통, 눈을 밝게
3. 뒷머리: 후두통, 각종 어지럼증
4. 5, 눈 1, 눈 2: 눈 피로, 근시, 난시
6. 내분비: 호르몬 관리, 면신기능 강화
7. 간: 지방간, 만성피로, 안과 질환
8. 신장: 내분비 질환, 노폐물 배설, 수분대사
9. 신문: 각종 원인으로 오는 통증, 뇌 건강
10. 간양: 간 기능 개선 만성피로 회복, 안과 질환
11. 이첨: 두통, 어지럼증, 눈 밝아짐, 진정작용

• 보인석 참고하기(00쪽)
• 반대쪽 귀에도 똑같이 부착한다.
• 파란색 점은 귀 안쪽에 위치한 혈점을 뜻한다.

○ 각 혈점이 가진 기능을 알려줍니다.

PART 01

귀를 통한 자연치유,
이어테라피

이어테라피란?

이어테라피는 귀를 뜻하는 이어(ear)와 치료를 뜻하는 테라피(therapy)의 합성어로, 말 그대로 귀를 통한 치유법을 말한다. 그런데 '귀로 무슨 치료를 한다는 거지?' 하는 의문을 갖는 사람이 많을 것이다.

생각보다 많은 사람들이 귀에 대해 무관심하다. 손발을 지압하면 좋다는 얘기는 많이 듣고 익히 알고 있는 데 비해 귀에는 별로 관심을 두지 않는다. 그러나 손발 못지않게, 아니 그보다 더 건강과 직결되어 있는 것이 바로 귀다.

<u>귀는 인체에서 가장 차가운 기관으로, 태아가 자궁 속에서 맨 처음 갖는 감각기관이기도 하다.</u> 임신 6주경이면 태아는 벌써 듣기 시작한다. 또한 뇌에서 가장 가까운 기관이고, 인체 변화에 가장 민감하게 반응하는 곳이기도 하다. 따라서 귀는 뇌로 통하는 스위치와 같은 역할을 한다. 신체 조직의 건강 정보를 뇌에 전달하며, 뇌는 귀의 명령을 통해 엔돌핀이라는 고통경감물질을 혈액으로 내보내서 부작용 없이

만성통증이나 증상을 완화해준다.

또한 귀는 '인체의 축소판'으로 불린다. 귀에는 인체의 모든 경락이 모여 있으며 세부 혈점들이 분포되어 있기 때문이다. 이 혈점들의 개수가 무려 200개 이상이다. 각 혈점은 귀에서 뇌로 전기 자극을 전달하는 도화선과 같은 역할을 한다. 이 혈점들을 구역과 점으로 구분하고, 마사지나 지압 등으로 혈점을 자극해 건강을 개선하는 것을 이어테라피라고 한다. 이를 통해 신체의 각 부분을 관리할 수 있는 것이다.

이어테라피는 우선 귀를 관찰하는 것에서 시작한다. 귀는 '인체의 거울'이라 할 수 있을 정도로 귀를 육안으로 보는 것만으로 건강상 이상이나 증상을 판단할 수 있다. 그런 다음 귀의 혈점을 정확히 찾아서 자극함으로써 기혈의 흐름을 도와 귀와 중추신경 간의 신경 시스템이 자극되도록 한다. 직접적으로, 그리고 간접적으로 신체 각 기관의 면역력과 조절능력을 정상적으로 유지하도록 돕는 것이다.

이어테라피의 궁극적인 목표는 정신과 신체의 건강을 유지하도록 예방하는 것이라고 할 수 있다. 그래서 특히 현대인이 많이 걸리는 만성질환을 예방해준다. 비만 관리, 혈압 조절, 체중 조절, 불면증, 알레르기 완화, 독성물질 등을 완화하는 가장 효율적인 대체요법 중의 하나이기도 하다. 또 면역 기능과 내분비 기능 회복은 물론, 미용과 일반 보건 부문에서도 보조적인 요법으로 도움을 줄 수 있다.

이어테라피의 10가지 장점

1. 진단과 치유를 동시에 할 수 있다
우리 몸에서 건강하지 못한 부분은 귀로 반응이 나타난다. 그래서 귀에 나타난 변화를 보고 건강 상태를 어느 정도 판단할 수 있다. 동시에 이를 통해, 상태가 나빠진 부분을 집중적으로 관리해 치유할 수 있다.

2. 배우기 쉽다
귀에 존재하는 신체 기관과 연관된 혈점의 위치를 파악하기만 하면 된다. 그 혈점들을 자극함으로써 신체 각 부위를 치유하는데, 특별한 기술이 필요한 것은 아니기 때문에 누구나 쉽게 배울 수 있다.

3. 효과가 빠르다
손이나 발의 지압에 비해 귀의 혈점을 자극하는 것이 더 효과가 빠르다. 물론 오장육부의 경우에는 시간이 좀 걸리지만 즉각적으로 효과가 나타나는 증상들도 많다. 이 책에 소개된 질환들은 대체로 빨리 효과가 나타나는 것들이다.

4. 부작용이 없다

일반인이 정확한 혈점을 자극하기란 어려울 수 있다. 그러나 혈점은 어느 정도의 범위를 가지고 있고, 그 범위 내에서는 비슷한 효과를 낼 수 있다. 때문에 활용에 어려움이 없고 특별한 부작용이 없다.

5. 누구에게나 적용할 수 있다

앞서 말한 것처럼 부작용이 없기 때문에 남녀노소 누구에게나 적용이 가능하다.

6. 적용범위가 다양하다

귀에는 인체의 모든 부위에 해당하는 혈점이 있다. 그러므로 이어테라피는 인체의 모든 부위에 활용이 가능하다.

7. 도구가 간편하다

이어테라피는 맨손으로 귀 마사지를 하면 되므로 별다른 도구가 필요 없다. 또는 끝이 뾰족한 볼펜이나, 면봉, 식물의 씨앗 등 간단한 도구로 충분히 실시할 수 있다.

8. 미래에 올 질병을 예방할 수 있다

귀를 보면 그 사람이 선천적으로 타고난 건강 상태도 파악할 수 있다. 따라서 미래에 올 수 있는 건강상의 문제나 병증을 예측하고 예방하는 데 도움을 준다.

9. 면역력을 향상시킨다

이어테라피는 오장육부 및 호르몬의 균형을 신체가 스스로 조절해나가도록 돕는다. 따라서 질병에 대한 면역력이 증가된다.

10. 자연치유법이다

이어테라피는 어떠한 약물도 쓰지 않고 귀에 자극을 주는 것만으로 건강에 도움을 주는 자연치유 방법이다.

고대에서부터 이어져온 이어테라피

이어테라피는 귀의 혈점, 즉 이혈(耳穴)을 자극해 건강을 도모하는 치유법이다. 이혈은 고대 중국에서 비롯되었다고 본다. 귀를 중시한 고대 중국에서는 귓바퀴를 진찰해서 전신의 질환을 진단하거나 귀에 침을 놓아서 다른 장기의 병을 치료하려는 시도를 했다. 의서《황제내경》을 보면 이런 방법이 이미 기원전 206년~220년경 존재했다는 기록이 있다. 이후 수많은 의서가 이진(耳診, 귀의 진단)과 이침요법(耳鍼療法)에 대해 언급하고 있다. 귓바퀴의 각 부분이 어느 장기와 대응하는지를 그린 '귀 지도'까지 소개되어 있다. 중국의학에서는 신장의 정령(精靈)이 몸의 표면으로 통하는 구멍이 귀이며, 신장이 귀를 지배하기 때문에 신장이 건강하면 청각도 좋다고 여겼다.

  귀를 통해 신체를 통제하거나 치료할 수 있다는 원리는 중국뿐 아니라 세계 각국에서 옛날부터 전해 내려오고 있다. 고대 이집트 학자들의 기록에 의하면 여자들이 더 이상 아이를 갖지 않기 위해 귀에 구명을 내거나 불로 지지기도 했다고 한다. 지중해의 선원들은 시력을 좋게 하려고 귀걸이를 했다고도 한다. 고대 페르시아에서도 좌골신경통을 개선하기 위해 귀에 상처를 냈다는 기록이 있다. 그러다 1600년~1800년경 동인도 회사 무역상들이 중국 문물을 서양에 전하면서 중국의 침과 뜸이 유럽에 전해져 관절염 등의 치료에 이용되었다.

귀에 침을 놓는 이혈 침구학이 체계화된 것도 유럽에서였다. 프랑스의 신경생리학자 폴 노지에(Paul Nogier, 1908~1996) 박사가 현대화의 기초를 마련하였다. 그는 좌골신경통을 가진 일부 환자들의 귀에 동일한 상처의 흔적이 있는 것을 발견하고, 그 흔적을 분석하면서 과학적 근거에 기반을 둔 태아역위도(귀 지도)를 만들었다. 그의 연구는 유럽 여러 나라로 보급되었으며, 이를 계기로 이혈 침구학의 장점이 다시 부각되었다.

1973년에는 뉴욕 링컨병원의 마이클 스미스(Michael Smith)가 약물중독에 대한 이혈 침구학의 연구를 시작했고, 1980년대부터 미국 UCLA의 테리 올슨(Terry Oleson)을 비롯한 여러 학자들이 귀를 보고 근육 및 골격계 질환을 상당히 정확하게 진단할 수 있음을 밝혀냈다.

<u>1985년부터 1989년까지 중국, 한국, 필리핀에서 이혈 반응점에 대한 표준화를 논의했고, 1990년 프랑스 리옹에서 세계보건기구(WHO)는 귀의 91개 반응점에 대한 표준화에 합의했다.</u>

최근 중국에서도 많은 연구가 진행되고 있다. 남경의 이혈 침구 연구팀은 2,000여 명의 특이질환자를 대상으로 이혈의 효용성을 검사해서 노지에의 연구 결과를 확인하기도 했다. 인체는 지속적으로 움

직이는 하나의 유기체이며, 질병은 이런 유기적 관계에서 발생하는 모순의 결과물이라고 인식했다.

문화혁명 이후 침술에도 과학적 실험 방법이 적용되면서 모든 질병의 치료에 이침과 귀를 통한 여러 치료 방법들이 광범위하게 적용되고 있다. 더불어 중국 정부에서도 WHO에서 표준화한 79개의 이혈을 인정하게 되었다.

몸속 장부들의
관계를 이해하자

인체는 유기체다. 그래서 우리 몸속 장부들이 균형과 조화를 잘 이루는 것이 바로 건강이다. 그런데 그 사실을 어떻게 확인할 수 있을까? 몸속 장부들은 눈에 보이지 않는데 말이다. 그 해답은 바로 귀를 들여다보는 것이다. 귀에 나타나는 반응은 장부들의 균형 정도가 체외로 보이는 것이라 할 수 있다. 따라서 귀에 나타나는 현상들을 관찰하면 건강한 정도를 판단할 수 있다.

이를 위해서는 우선 각 장부의 상호관계를 잘 이해하는 것이 중요하다. 한의학에서는 우리의 장부들을 오행에 따라 분류했다. 비슷한 특성의 장부들을 묶어 목, 화, 토, 금, 수의 오행으로 나누었다. 각 행에 속하는 장부들은 깊이 연관되어 있어 질환도 동시에 생기거나 쉽게 옮겨갈 수 있다. 따라서 이들을 동시에 집중적으로 관리해주는 것이 이어테라피에서 매우 중요하다.

1. 목(木)에 속하는 간장과 담낭

간장과 담낭은 오행의 분류 중 목(木)에 속한다. 간과 담의 관계는 그만큼 밀접해서 질병이 생기면 간과 담은 서로 영향을 미치게 된다. 담즙은 간에서 만들어지므로 간의 기능이 좋아야만 이담 작용이 원활해진다. 간 기능의 이상 항진으로 담즙이 과잉 생산되면 황달의 원인이 되기도 한다. 그러므로 간·담이 서로 조화를 이루어야 건강하고 인체의 전반적인 면역력도 좋아진다. 푸른색과 신맛은 간·담을 도와주는 속성이며 눈과 근육이 간담의 주관 하에 있다.

관련 질병 안과 질환, 눈 시림, 목, 편도선, 야뇨증, 근육 경련(다리 쥐나는 것), 손발톱 변형(두껍거나 줄이 생기는 것), 고관절 통증, 이명, 편두통, 잠꼬대, 몽유병, 지방간, 간경화, 간염, 구역질, 소화불량 등

2. 화(火)에 속하는 심장과 소장

심장과 소장은 오행의 분류로는 화(火)에 속한다. 심장과 소장이 허약한 사람은 비장과 위장을 뒷받침하는 힘이 약하고 간장과 담낭에 부담을 준다. 심장에 질병이 생기면 소장에도 그 영향이 미친다. 따라서 신경을 과도하게 쓰면 소장에서 맑은 기운과 탁한 기운을 제대로 구별하지 못하게 되어 소변이 붉거나 쌀뜨물처럼 탁하게 나온다. 또한 심장에 열이 있으면 혀가 붓거나 헐기도 하는데, 이 경우 소장에 열이 전해져서 소변이 짧으면서 붉은 혈뇨가 나타난다. 붉은색과 쓴맛은 심장과 소장을 도와주는 속성이다. 혀와 맥이 심·소장의 주관 하에

있으며 순환계 질환과 관련이 있다.

> **관련 질병** 얼굴이나 상체의 땀, 얼굴 부음, 혀의 이상(붉은 혀, 갈라진 혀, 혓바늘, 구내염), 빈혈, 현기증, 딸꾹질, 생리 이상, 고지혈증, 콜레스테롤, 손발 저림, 수족냉증, 어깨 팔꿈치 통증, 안면홍조, 혈압, 하열, 다몽증, 얼굴 여드름, 조기폐경, 불임증, 심장통 등

3. 토(土)에 속하는 비장과 위장

비장과 위장은 오행의 분류로는 토(土)에 속하며, 노란색과 단맛은 비·위장을 도와주는 속성이다. 비·위장이 허약한 사람은 폐와 대장을 뒷받침하는 힘이 약하고 심장과 소장에 부담을 준다. 또한 간과 담낭의 기운이 너무 왕성한 사람은 비장과 위장이 허약해질 가능성이 있다. 입과 살이 비 위장의 주관 하에 있으며 소화기계 질환과 관련이 있다.

> **관련 질병** 과식, 구순염, 복부 비만, 위하수, 무릎 통증, 딸기코, 허벅지 비반, 당뇨, 전두통, 잦은 트림, 눈 떨림, 속쓰림, 위 무력증, 수전증, 수족 떨림, 하지통, 췌장암, 백혈병, 위산과다, 혈변, 멍이 잘듦 등

4. 금(金)에 속하는 폐와 대장

폐와 대장은 오행 중에서 금(金)에 속한다. 폐와 대장이 허약한 사람은 신장과 방광을 뒷받침하는 힘이 약하고 비장과 위장에 부담을 준다. 또 심장과 소장의 기운이 너무 왕성한 사람은 폐와 대장이 허약해질 가능성이 있으니 주의한다. 흰색과 매운맛은 폐·대장을 도와주는

속성이며 코와 피부, 체모 등이 폐 대장의 주관 하에 있다. 호흡기계 질환과 관련이 있다.

> **관련 질병** 폐결핵, 각종 피부 이상(두드러기, 알레르기, 아토피, 거친 피부 등), 설사, 혈변, 변비, 비염, 직장암, 치질, 치루, 맹장, 축농증, 콧물, 흉통, 손목관절통, 견비통, 천식, 해소, 기침 등

5. 수(水)에 속하는 신장과 방광

신장과 방광은 오행의 분류로는 수(水)에 속하며, 검은색과 짠맛은 신장과 방광을 도와주는 속성이다. 신장과 방광이 허약한 사람은 간장과 담낭을 뒷받침하는 힘이 약하고 폐와 대장에 부담을 준다. 또 비장과 위장의 기운이 너무 왕성한 사람은 신장과 방광이 허약해질 가능성이 있다. 요실금, 소변장애 등 소변의 이상은 신장과 방광의 기능에 문제가 있다는 뜻이며 서로 영향을 미치게 된다. 귀와 뼈가 신장과 방광의 주관 하에 있고 내분비계 질환과 관련이 있다.

> **관련 질병** 청력 저하, 귀의 통증, 기억력 감퇴, 치아, 후두통, 정수리 통증, 허리 통증, 부인과 이상, 오금절임, 하복부 비만, 발목시림, 골다공증, 생식기 질환, 당뇨, 단백뇨, 고혈압, 하체의 땀, 하악골 여드름, 가는 모발, 건망증, 식욕부진, 골수염, 신부전증, 요도염, 방광염, 생리통, 하복통, 불임증, 이명, 난청, 근시, 원시, 중이염, 종아리 뭉침 등

음양오행에서의 오장오부 관계

오행(五行)	목(木)	화(火)	토(土)	금(金)	수(水)
오장(五臟)	간장	심장	비장	폐장	신장
오부(五腑)	담	소장	위장	대장	방광
오색(五色)	청색	적색	노란색	흰색	검은색
오미(五味)	신맛	쓴맛	단맛	매운맛	짠맛
오체(五體)	근육	피, 혈맥	살	피부	뼈, 치아, 골수
오관(五官)	눈	혀	입	코	귀
오액(五液)	눈물	땀	침	콧물	소변
오화(五化)	손, 발톱	얼굴색	입술	털	머리카락
오기관(五器官)	면역기	순환기	소화기	호흡기	내분비

* 각기 다른 장부에 같은 이름의 증상이 있는 경우는 증상은 같지만 원인이 다를 수 있기 때문이다.

귀는 14개의 부위로 나누어진다

한의학에서는 우리 귀를 구획해서 각 부위에 이름을 붙여놓았다. 모두 14개 부위로 나누어지며, 각각에 해당하는 해부명칭을 붙였다. 다음 장의 귀 그림을 참고해 각 부위의 명칭을 알아두자.

  크게 볼 때 귓불은 '이수', 귓바퀴는 '이륜'이라고 부른다. 귓바퀴 안쪽에 이륜과 평행하며 돌출된 곳은 '대이륜'이라고 한다. 또 귀의 가장 앞쪽에 얼굴 방향으로 튀어나온 곳은 '이병'이다. 그 외에도 삼각와, 이주, 이갑강 등으로 구분된다. 이처럼 귀를 14개의 부위로 나누고, 각 부위에 위치한 혈점들을 알아두면 더 쉽게 귀 혈점의 지도를 파악할 수 있다.

마사지를 할 때는 이 해부명칭을 사용하게 된다. 따라서 외울 수 있으면 외워두고, 이 그림을 보면서 따라 해도 좋다.

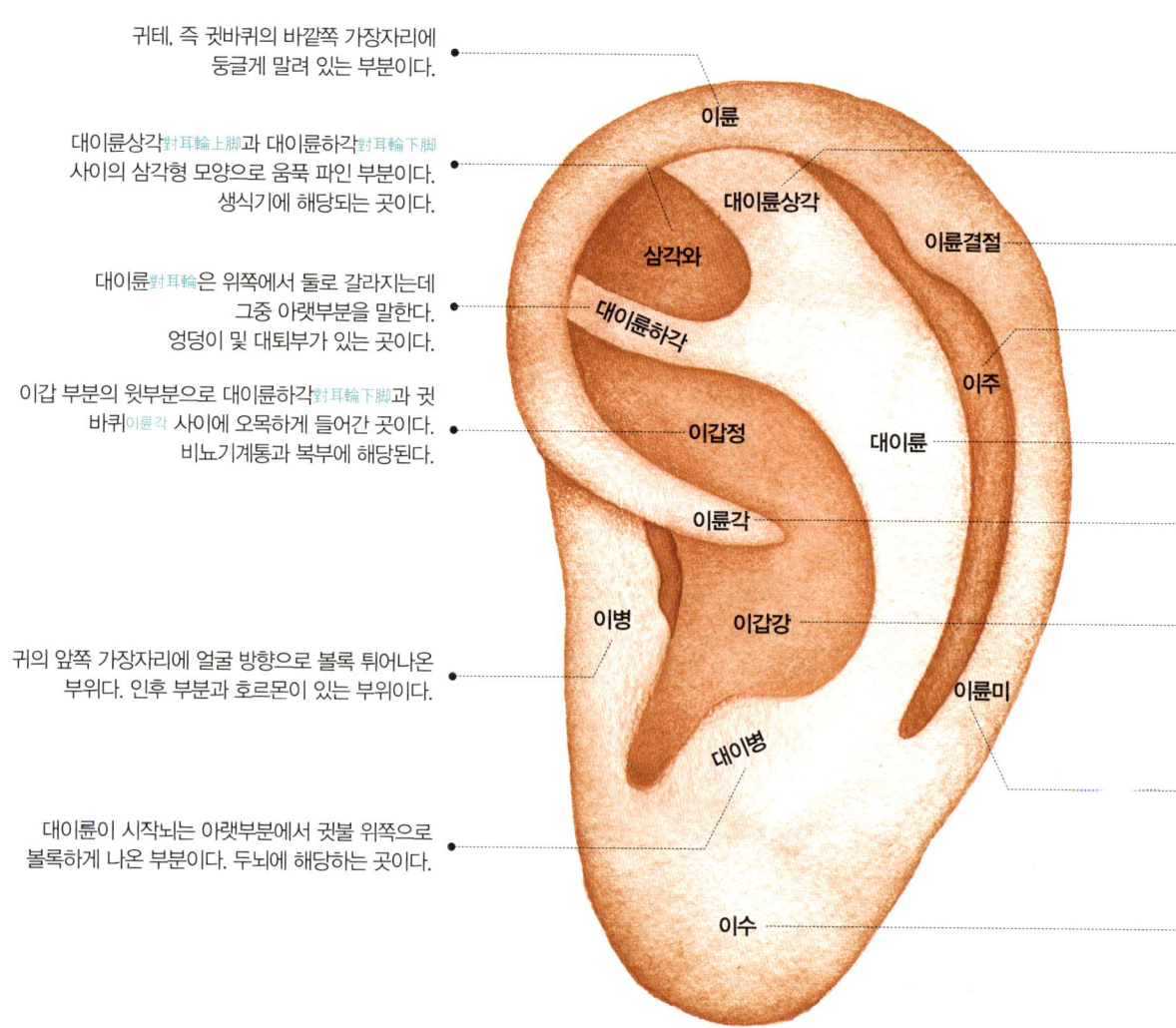

- 대이륜對耳輪은 위쪽에서 둘로 갈라지는데 그중 윗부분을 말한다. 발과 다리에 해당하는 곳이다.

- 이륜 상부의 약간 튀어나온 부분이다.

- 이륜耳輪와 대이륜對耳輪 사이에 아래로 길고 오목하게 들어간 부분이다. 어깨, 팔, 손이 있는 곳이다.

- 귓바퀴의 안쪽에 이륜과 평행으로 나란히 돌출된 부분이다. 척추경추, 흉추, 요추 에 해당하는 곳이다.

- 이륜耳輪이 귓구멍 안으로 깊이 들어가 있는 가로 형태의 돌기 부위로 '이각耳脚'이라고도 하며, 귓바퀴가 시작되는 부위이다. 소화, 배설기관이 있는 곳이다.

- 이갑의 아랫부분으로 귓구멍이 시작되는 부위의 오목한 곳이다. 심장, 폐가 있는 곳이다.

- 이륜 하부로 이수와 연결되는 곳이다.

- '귓불'이라고도 한다. 귀 하단의 연골이 없는 부위를 말하며, 얼굴 부위에 해당하는 곳이다.

1957년 프랑스 폴 노지에 박사는 이침요법에 관한 논문을 발표했다. 여기서 그는 귀의 모양이 자궁 내 태아가 거꾸로 있는 형태와 같다고 했다. 그리고 이에 따라 귀의 혈점을 그린 이혈도를 소개했다. 따라서 팔과 다리를 포함하는 부분은 상단에 위치하고, 소화기와 호흡기를 포함하는 부분은 중앙에, 뇌와 얼굴 부분을 포함하는 부분은 하단에 위치한다.

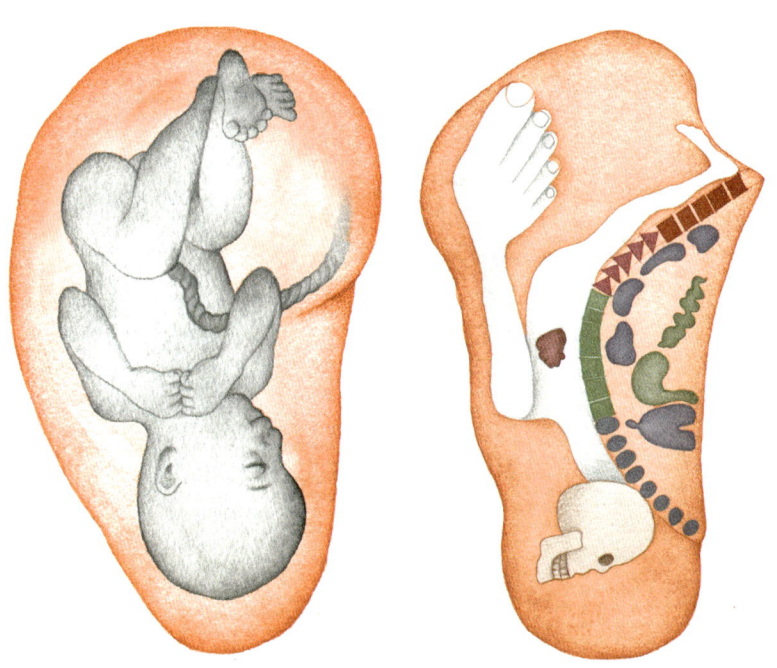

귀는 자궁 속 태아가 거꾸로 있는 형태로 보고 상단, 중앙, 하단의 세 부분으로 나눈다.

상단 부분은 삼각와, 대이륜, 이주 등을 포함하며, 3차 신경과 관계가 있고 사지 골격과 근육, 관절뿐 아니라, 심장의 근육, 혈액세포 및 혈관과 연관이 있다.

중앙 부분은 이갑강과 이갑정이 있는 부분이다. 소화 위장기관과 호흡기관을 포함하는 복부 조직으로 미주신경이 존재하며 간과 췌장, 방광 등이 존재한다. 인체 내부 조직의 영양 불균형 및 전반적인 대사 기능과 관련이 있다.

하단 부분은 이수, 이병 부분으로 뇌와 목의 신경계가 존재하고 눈, 코, 입, 치아, 뇌를 포함하며 심리적 불균형도 반영된다고 할 수 있다.

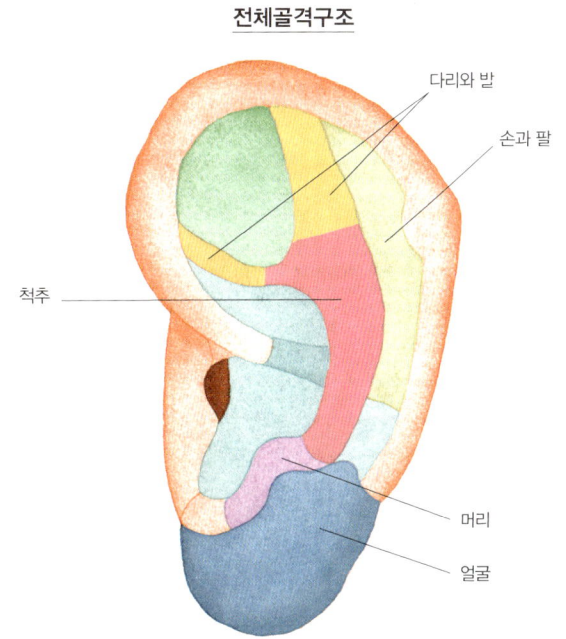

전체골격구조

귀는 척추, 다리, 발, 팔, 손, 머리, 얼굴 등의 인체 구조와 연결된다.

내부조직 구조

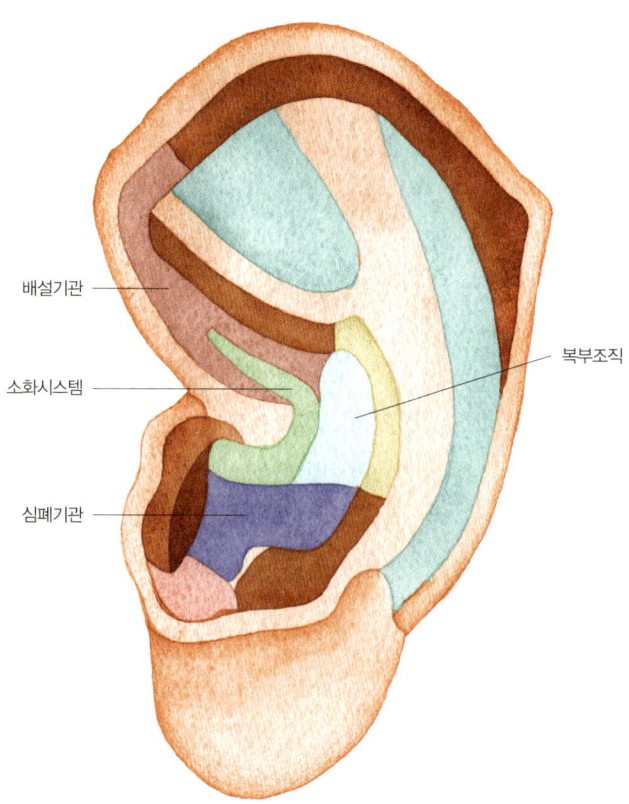

- 배설기관
- 소화시스템
- 심폐기관
- 복부조직

귀에는 배설조직, 소화시스템, 흉부조직, 뇌하수체, 복부조직, 내분비샘 등의 내부 기관들이 있다.

신경 시스템

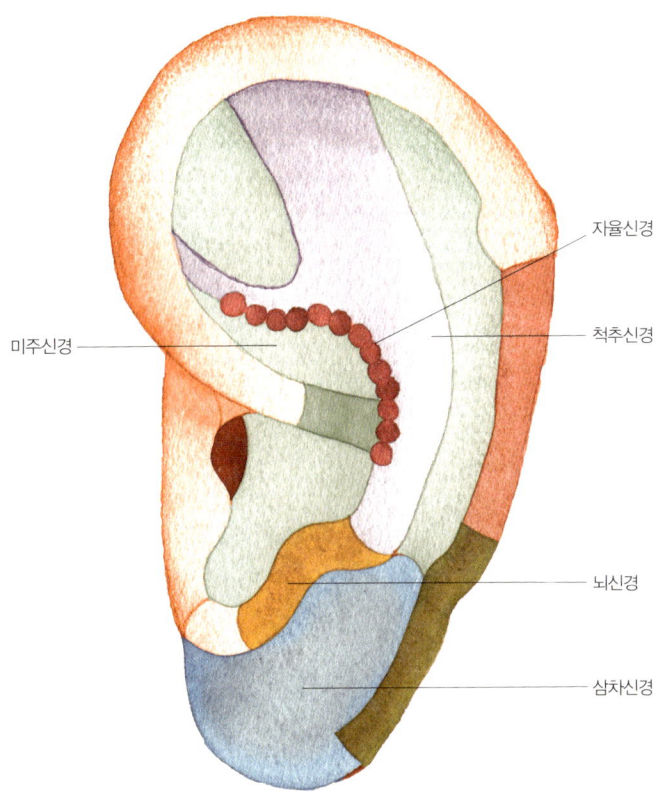

귀에는 자율신경, 삼차신경, 척추신경, 뇌신경, 미주신경 등
인체의 신경 시스템이 연결되어 있다.

PART 02

이어테라피의 기본,
이것만 알아도 건강해진다

귀를 보고 내 건강 상태를 체크해보자

먼저 귀를 관찰하자

귀는 우리 몸의 건강 상태를 보여주는 거울이라 할 수 있다. 귀에는 200개 이상의 혈점이 존재하며 이 혈점들은 다양한 신체의 각 부분과 연결되어 있다. 그래서 우리 몸에 이상이 생기면 귀의 어느 부분엔가 반응이 나타나게 된다. 각 혈점 부위의 상태를 주의 깊게 살펴보면 어떤 비정상적인 반응이 나타나는가를 알 수 있다. 그리고 이에 따라서 우리 몸에 어떤 문제가 있는지 유추해볼 수 있다.

비정상적인 반응이란 주로 변색, 변형, 구진(피부가 솟아오름), 탈설(각질이 떨어짐), 혈관의 변화 등을 말한다. 이처럼 귀에 나타나는 현상은 질병의 정도와 발생 부위에 따라 변화하기도 하고, 사라지기도 하며, 영구적으로 흔적이 남는 경우도 있다. 반면 건강한 사람의 귀는 적당히 크고 도톰하며 부드럽고 유백색으로 깨끗하다.

귀의 관찰은 정확성이 매우 높다. 귀를 보면 과거의 병력과 현재의 건강 상태는 물론 미래에 올 수 있는 병까지 알 수 있다. 또 건강뿐 아니라 전체적인 성격, 심리 상태, 생활습관까지 알 수 있다.

귀 관찰 준비하기

자신의 귀를 사진으로 찍어서 보면 더 정확하게 관찰할 수 있다. 주의할 점은 밝은 곳에서 관찰하도록 하며, 관찰 전에는 귀를 씻거나 만지지 않아야 한다는 것이다. 다만 선천적인 귀의 변형이나 흔적, 온도 차이로 인한 색깔의 변화인 경우에는 질병과 무관할 수 있다.

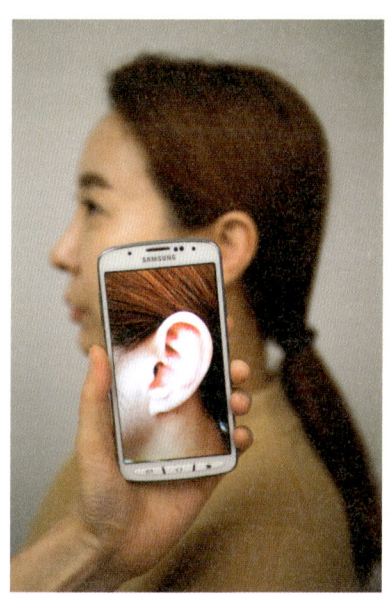

관찰의 예

여기에 귀를 통해 알아볼 수 있는 대표적인 증상들을 제시한다. 이는 이미 밝혀진 지식과 나의 수많은 임상 경험을 바탕으로 한 것이다. 이어테라피를 처음 접하는 사람이라면 증상을 정확히 판단하기는 어려울 수 있다. 그러니 너무 성급히 증상을 판독하려 하지 말고 좀 더 자세한 교육을 받고 다양한 경험을 한 후에 진단을 시작하기 바란다.

1. 귀의 색이 변했다

귀가 부분적으로 붉은 경우는 붉어진 혈점과 관련해 건강상 이상이 생겼거나 연관된 질병의 전조 증상이 진행되고 있다고 볼 수 있다. 붉은 단계를 지나 어두운 갈색이 나면 만성적으로 노화되었거나 건강하지 못한 상태가 지속되고 있는 상태라고 볼 수 있다.

2. 모양이 변형됐다

귀의 모양이 변하는 것은 아주 쉽게 관찰할 수 있는 현상이다. 귀가 전체적으로 틀어지거나 찌그러지며 얇아져 있다면 주의하여 살펴보아야 한다. 주름이나 오목하게 들어간 홈, 작은 혹과 같은 변형이 있는지, 혹은 귀의 피부가 거칠어지고 두꺼워졌는지 주의하여 살펴본다.

3. 혈관 확장이 일어났다

모세 혈관이 밝은 빨간색에서 진한 붉은색 정도로 두드러져 보인다면 최근에 문제가 생긴 것이라 할 수 있다. 굵은 혈관의 경우 붉은색에서 진한 푸른색으로 색이 드러난다면 좀 더 오래된 증상이라 할 수 있다.

4. 분비물이 생긴다

비듬처럼 부스럼이 일어날 수 있다. 닦아내도 또 계속해서 생겨나면 관련 기관의 건강에 불균형이 발생되고 있다는 증거다. 기름기와 같은 분비물이 생겨서 번들거리는 느낌이라면 체내의 혈액과 관련 있거나 체내 독성물질의 축적을 예상해볼 수 있다.

5. 귀의 피부에 이상 증세가 생긴다

귀에 여드름이나 염증, 뾰루지, 부어오름, 각질 등과 같은 다양한 형태의 반응이 나타날 수 있다. 이런 경우 건강상의 문제는 없는지 확인하면서 관리하는 것이 바람직하다.

귀를 보면 건강이 보인다, 귀로 보는 질환

이어테라피에서는 귀에 나타나는 반응을 해석하는 것과 더불어 고객과의 상담을 통한 문진을 결합해서 건강 상태를 파악하고, 앞으로 어떻게 관리할지를 결정한다. 관찰 방법으로는 눈으로 보는 방법, 손으로 만져보는 방법, 관찰봉으로 눌러보는 방법이 있다. 여러분의 이해를 돕기 위해 실제 내원한 사람들의 귀 변형과 증상을 소개한다.

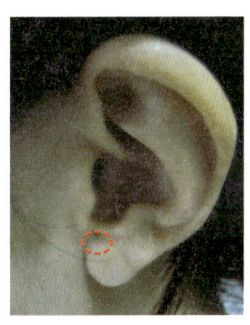

1. 저혈압
저혈압 혈점이 있는 이수 부위가 오목하게 들어가 있는 경우 혈압이 낮거나 혈액순환 장애가 있는 것으로 볼 수 있다.

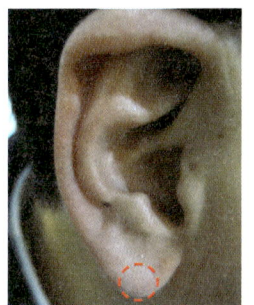

2. 편도염
귓불이 넓은 사람은 선천적으로 편도가 크다고 본다. 그래서 목감기에 잘 걸리거나 코를 고는 경우가 많다. 편도의 혈점 부분이 붉다면 현재 편도염이 있을 가능성이 높다.

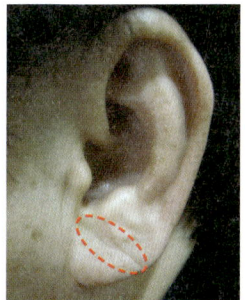

3. 이명
내분비 하단에서 내이(속귀)까지 줄이 있는 경우 이명이라고 본다. 줄이 길고 깊을수록 만성이다.

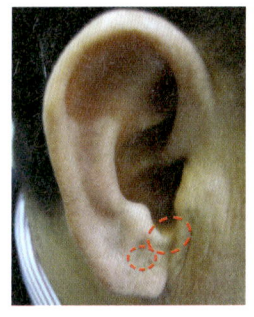

4. 눈 질환
눈에 해당하는 두 혈점에 융기(볼록 올라온 것)가 있거나 함몰(움푹 들어감)되어 있다면 눈 질환이 있을 가능성이 높다. 눈1의 혈점에 나타난다면 만성질환, 눈2의 혈점에 나타난다면 눈 피로 등의 급성질환이다.

5. 난소 기능 저하

난소 혈점 부분이 부어 있으면서 누르면 심한 통증을 느끼는 경우 호르몬계통의 기능 저하를 예상할 수 있다. 생리통, 생리불순, 갱년기에 접어든 여성에게 많이 나타난다.

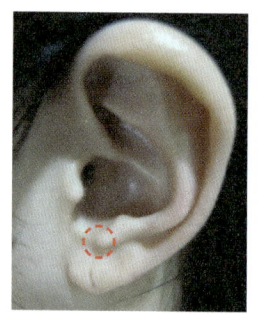

6. 스트레스, 두통

신경쇠약구와 머리의 혈점이 있는 대이병 전체가 부어 있는 상태라면 과도한 스트레스 또는 급성 두통이 있는 경우이다.

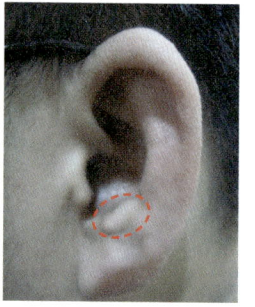

7. 불면증

신경쇠약구나 그 주변이 함몰되어 있거나 융기가 있다면 불면증, 신경성 두통, 만성적인 스트레스 등이 있을 수 있다.

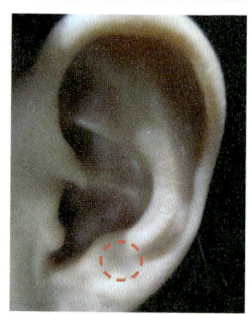

8. 전두통

앞머리에 해당하는 혈점이 부어올라 있다면 전두통(머리 앞쪽의 두통)이나 눈의 피로가 심함을 나타낸다.

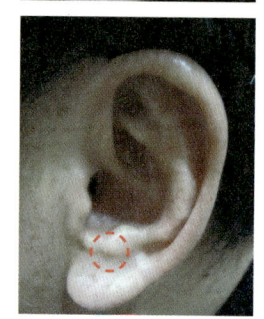

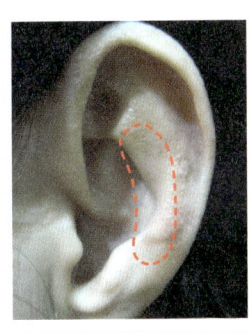

9. 척추 변형

목뼈, 등뼈, 허리뼈, 꼬리뼈의 혈점이 위치한 대이륜 부분에 결절, 융기, 선 모양의 이상, 혈관 확장 등이 나타난다면 척추에 변형이 온 것을 의심해야 한다. 경추에서 미추까지 모형이 변형되었다면 목 디스크와 허리 디스크가 있을 수 있다.

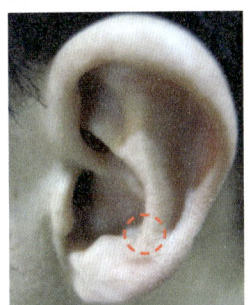

10. 일자목

경추 부위의 모양이 뒤쪽으로 밀려나 있는 경우 목통증과 어깨 통증을 호소할 수 있다.

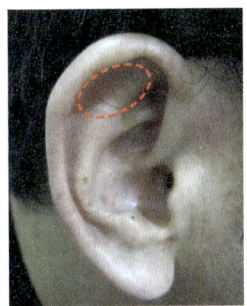

11. 무릎 이상

무릎과 무릎 관절의 혈점에 혈관 확장이 있는 경우에는 관절염과 무릎 통증이 있음을 예상할 수 있다.

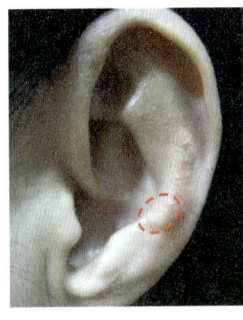

12. 갑상선 이상

갑상선의 혈점이 돌출되어 있는 형태라면 갑상선의 기능 이상(기능저하, 항진 등)을 예상할 수 있다.

13. 자궁 문제

삼각와 부위에 탈설과 붉은 증상이 있는 경우 생리통과 생리불순이 있다. 피지 분비가 많은 경우에는 냉대하를 예상할 수 있다.

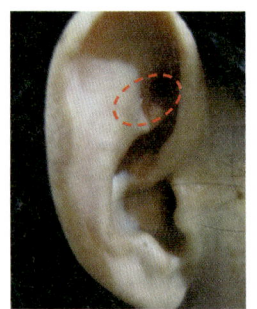

14. 과도한 긴장

신문과 대이륜상각을 가로지르는 혈관 확장은 과도한 긴장(예민한 성격)으로 생기는 경우가 많다. 두통과 신경성 소화불량을 가지고 있을 수 있다.

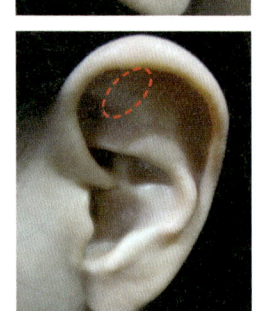

15. 오십견

이주 부위가 부어서 선이 뚜렷하지 않다면 어깨 통증이나 오십견이 진행되고 있는 상태일 수 있다.

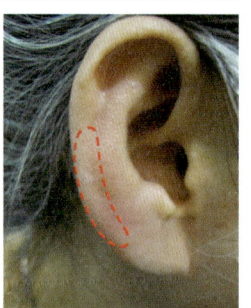

16. 건초염

손가락 혈점 부위에 혈관 확장이 있는 경우 손목관절염과 손가락 마디 관절염이 있을 수 있다.

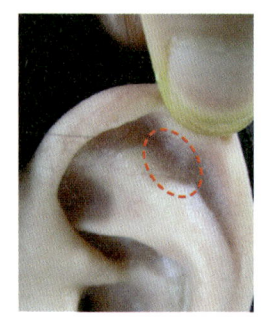

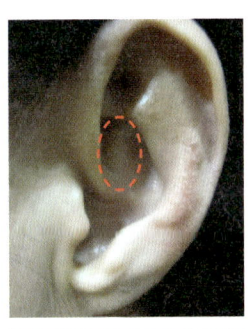

17. 신장 기능 저하

신장의 혈점이 있는 구역에 연골이 튀어나왔다면 신장 기능 저하, 방광염이 자주 발생하는 경우일 수 있으며 내분비 기능 저하로 갑상선 기능 항진 등이 있을 수 있다.

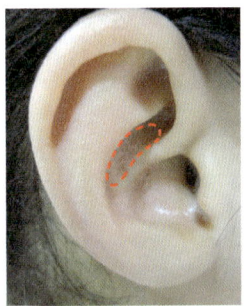

18. 과민성 결장염, 생리통

이갑정의 정중, 결장의 혈점 부위에 블랙헤드(검은 피지)가 있고 기름기로 번들거린다면 설사나 변비가 있거나 생리통이 있거나 급체를 자주 하는 경우일 수 있다.

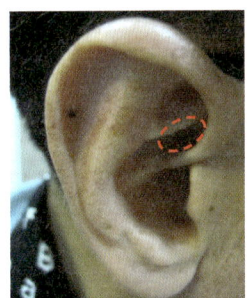

19. 전립선 이상

이갑정의 안쪽에 있는 전립선, 삼각와 부위에 혈관 확장이 일어났다면 전립선 기능 저하를 의심해볼 수 있다.

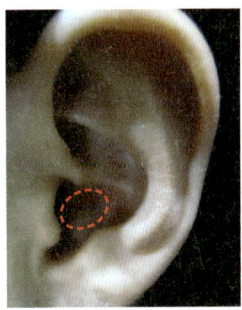

20. 급성 스트레스

심장 혈점 부분에 붉은 증상은 급성의 과도한 스트레스로 볼 수 있고 작은 것에도 잘 놀라는 소심한 성격의 소유자일 수 있다.

21. 기관지염

기관지 혈점 부분이 희고 돌출되어 있으면 호흡기계가 약해서 쉽게 감기에 걸릴 수 있다.

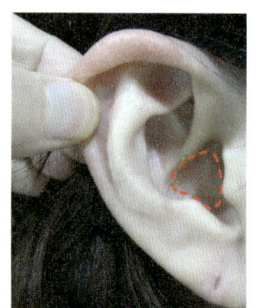

22. 폐 기능 약화

이갑강에 위치한 폐 혈점에 블랙헤드(검은 반점)나 구진(피부가 솟아오름)이 있고 기관지 혈점 부분이 돌출되어 있다면 폐 기능 약화, 비염, 기관지 약화 등을 예상해볼 수 있다.

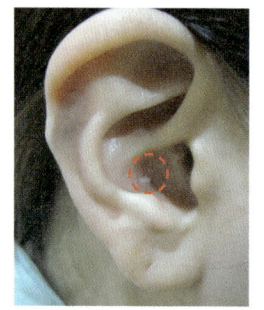

23. 장 기능 약화

이갑정 부분이 좁아져 있고 십이지장, 소장, 대장 부분에 비듬 같은 탈설이나 이상 증상이 있을 경우 만성적으로 배변 장애나 과민성 대장 증상 등이 있을 수 있다.

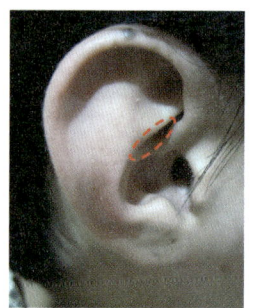

24. 위 장애

이륜각의 모양이 아래로 쳐져 있는 경우 위하수(위의 위치가 정상보다 아래로 쳐져 있는 상태)의 가능성이 있어 만성위염, 기능성 소화 장애, 만성 소화불량이 나타날 수 있다.

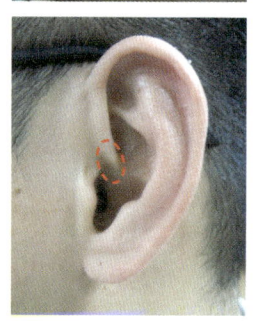

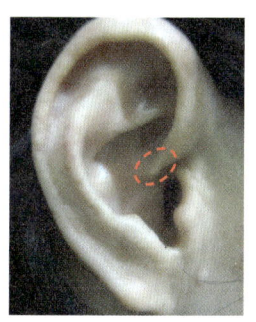

25. 소화기 이상

이륜각 부위 중 식도와 분문의 혈점이 매끄럽지 못하고 돌출되어 있는 경우는 명치 부위가 답답하거나 아픈 증상이 있을 수 있고 신물이 올라오는 증상도 있을 수 있다.

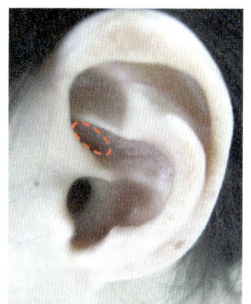

26. 과민성 대장증후군

소장, 대장 혈점에 블랙헤드와 붉은 증상이 있다면 특별한 원인 없이 복통과 설사, 잔변으로 인해 화장실에 자주 가는 경우가 많다. 소화가 잘되지 않고 가스가 차며 아랫배에 통증이나 불쾌감이 일어난다.

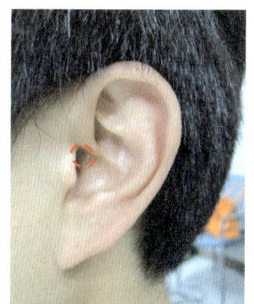

27. 급성피로

이륜각에 있는 입 혈점에 탈설이 일어나면 급성으로 피로한 상태라고 볼 수 있다.

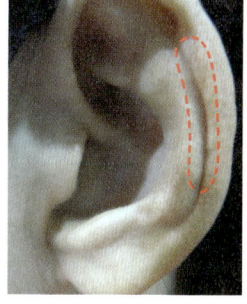

28. 알레르기

이주 구역, 즉 쇄골 혈점에서 손가락 혈점까지 붙어 있는 경우는 아토피, 비염, 식품, 약물 등 각종 알레르기가 있음을 예상해볼 수 있다.

집에서 하는 10분 이어테라피

이어테라피를 위한 도구와 준비

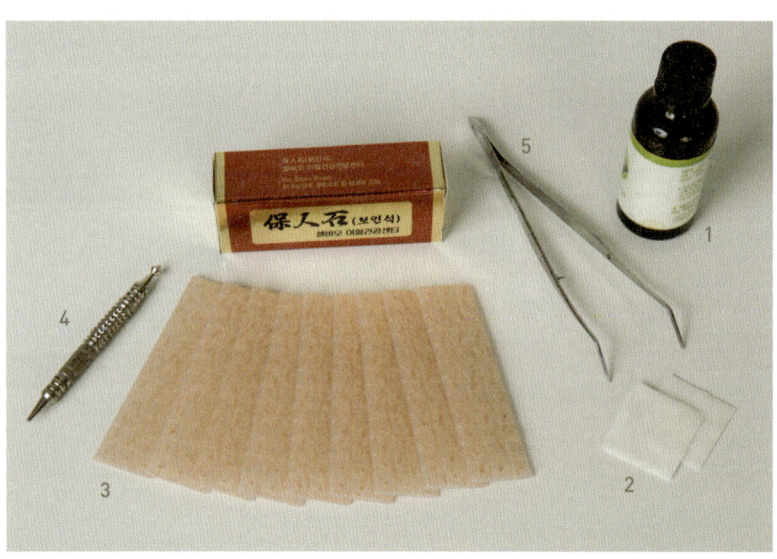

1. 아로마오일 : 귀 마사지용 아로마오일은 아보카도, 만다린, 시더우드, 라벤더 등을 섞은 블랜딩 오일이다. 아보카도 오일은 피부를 건강하고 윤기 있게 해주며 만다린 오일은 상쾌감을 주고 신경안정에 도움이 된다. 시더우드 오일은 혈액순환과 림프 배설을 돕는다. 또 라벤더 오일은 스트레스를 완화하고 정신적 안정감을 주는 데 도움이 된다. 아로마는 스트레스를 완화해서 면역력을 개선시키고 몸의 치유력을 높이며, 세포 재생을 돕는 등 다양한 효과를 가지고 있어 일상에서도 많이 사용된다. 가정에서는 각자 취향에 맞는 에센셜 오일을 사용해도 무방하다.

2. 소독 솜 : 오일 마사지 전에 귀를 닦아내는 데 사용한다. 오일 마사지 후에는 오일의 잔여물을 미용 티슈로 닦아낸다.

3. 보인석 : 귀를 닦아낸 후 해당 혈점에 보인석을 부착한다. 지속적인 혈점 자극을 위한 보조 도구이다.

4. 진단봉 : 귀의 혈점들 중 통증이 있는 부위을 찾아내거나 통증 부위를 자극하는 데 사용한다. 진단봉이 없다면 면봉을 사용할 수도 있다.

5. 핀셋 : 보인석을 붙일 때 손으로도 가능하지만 핀셋을 사용하면 더 효과적일 수 있다. 개인에 따라 보인석을 부착하는 데 용이한 것을 사용한다.

이혈도

귀에 나타나는 신체 각 부위의 혈점을 표시해놓은 것을 이혈도라고 한다. '귀 혈점의 지도'라고 할 수 있다. 이어테라피를 할 때 이 지도를 보며 혈점을 자극하면 된다.

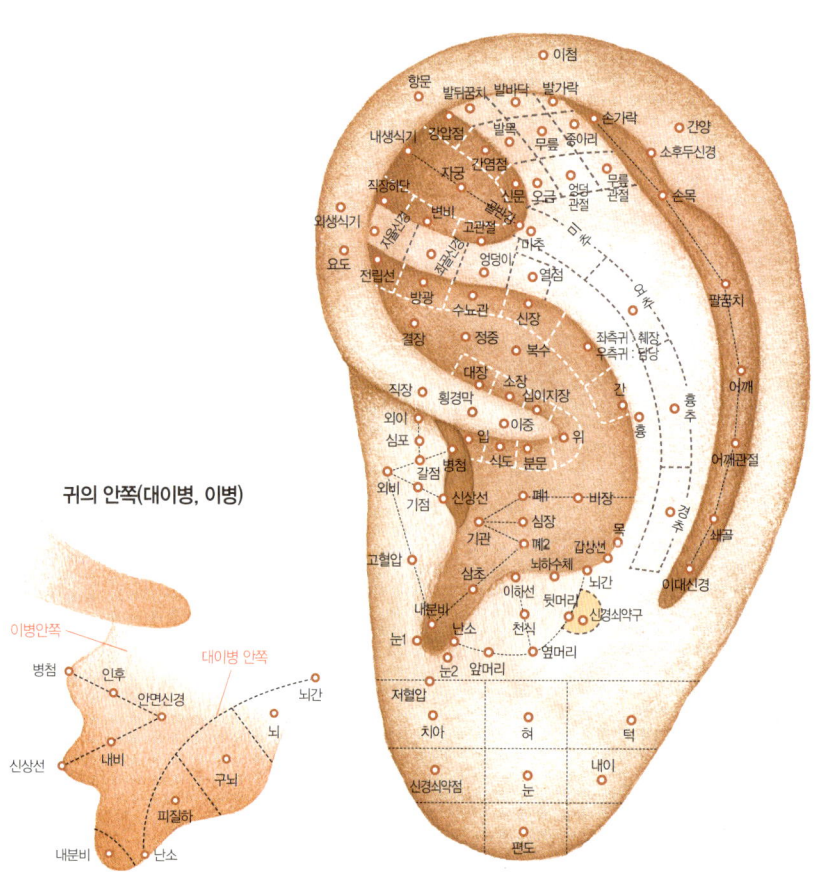

귀 마사지 방법

귀 전체를 골고루 마사지하면 기와 혈의 흐름이 원활해지고 신진대사를 촉진시켜준다. 귀 마사지를 하루 10분만 하면 전신 마사지 1시간 받은 정도의 효과를 얻을 수 있을 정도로 효과적이다. 귀가 빨개지고 열이 난다면 전신 혈액순환이 잘되고 이어테라피의 효과를 크게 볼 수 있을 것이다.

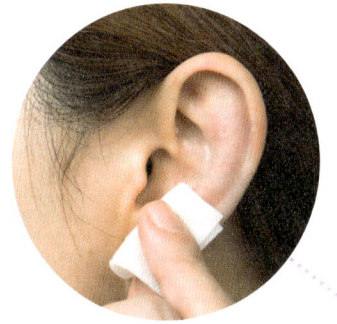

STEP 1
소독 솜으로 귀의 귓바퀴, 안쪽, 바깥쪽을 골고루 닦아준다.

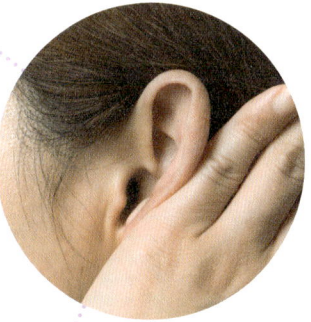

STEP 2
양손을 열이 날 정도로 비빈 후, 양손바닥으로 양쪽 귀를 뒤에서 앞쪽으로 천천히 밀어준다.
8회 정도 반복한다.

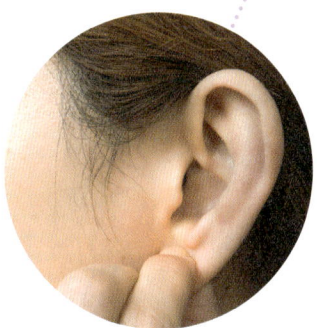

STEP 3
눈을 감고 양손의 엄지와 검지로 양쪽 귓불을 지그시 눌렀다 떼기를 반복한다.
TIP | 눈이 맑아지는 효과가 있다.

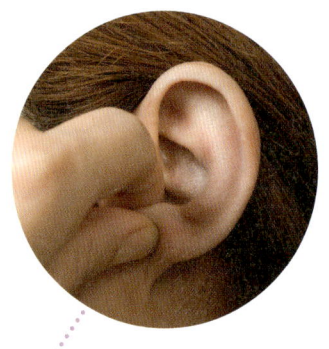

STEP 4

엄지와 검지를 이용하여 대이병(귓불의 볼록 솟은 부위)을 위쪽으로 잡아당겨준다.

TIP | 머리가 맑아지고 두통 완화, 뇌 건강에 도움이 된다.

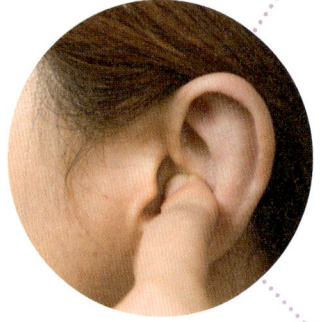

STEP 5

검지를 곧게 펴서 이갑강 부위를 시계방향으로 10회 정도 돌려주고 다시 반대방향으로 돌려준다.

TIP | 심장, 폐, 비장을 튼튼하게 해주고 기관지를 건강하게 한다.

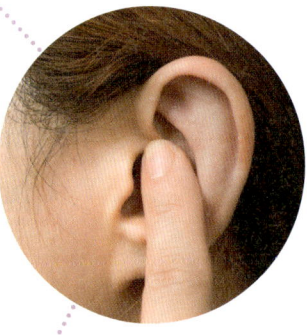

STEP 6

검지를 이용하여 이륜각(입~대장) 부위를 안쪽에서 바깥쪽으로 밀어준다.

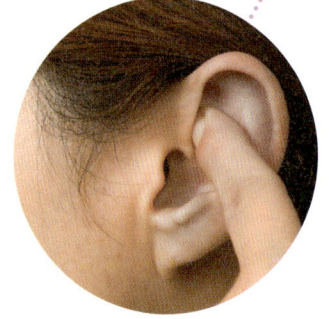

STEP 7

검지를 곧게 펴서 이갑정 부위를 안쪽에서 바깥쪽으로 밀어준다.

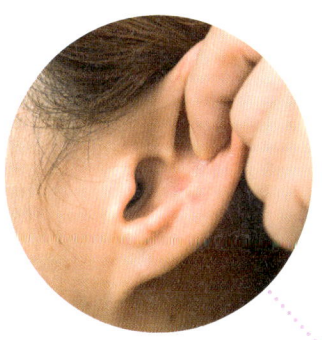

STEP 8

엄지와 검지를 이용하여 대이륜 부위를 마사지하며 잡아당긴다.

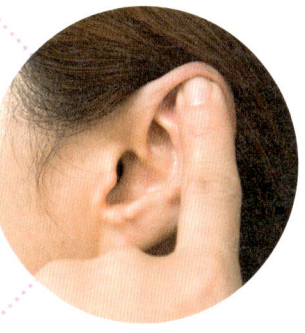

STEP 9

검지를 이용하여 대이륜상각의 안쪽까지 골고루 밀어준다.

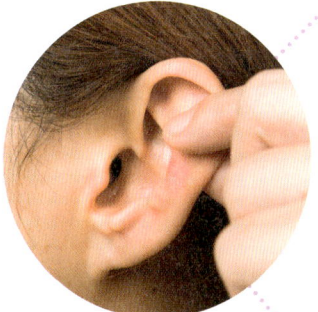

STEP 10

엄지와 검지를 이용하여 대이륜 상각을 골고루 마사지한다.

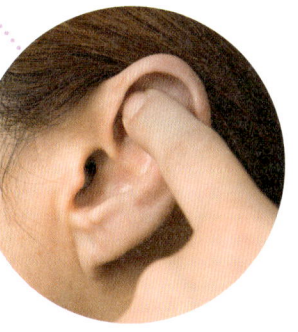

STEP 11

검지를 이용하여 삼각와 안쪽을 골고루 눌러준다.

PART 2. 이어테라피의 기본, 이것만 알아도 건강해진다

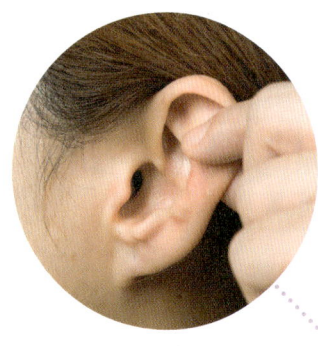

STEP 12

이주 부분을 엄지와 검지를 이용하여 골고루 마사지한다.

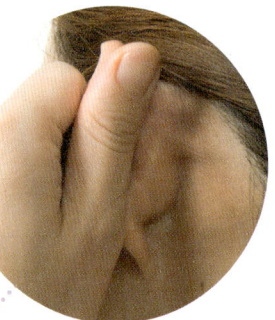

STEP 13

귓바퀴를 아래부터 위쪽까지 잡아당겨준다.

TIP | 귀를 크게 만든다는 느낌으로 당긴다.

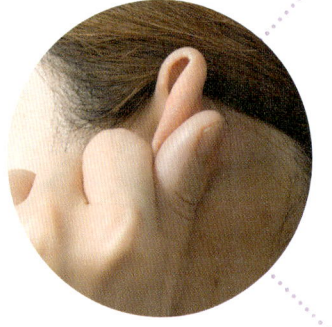

STEP 14

귀 뒤쪽의 상이근, 중이근, 하이근 부위를 위에서 아래까지 엄지로 강하게 밀어준다.

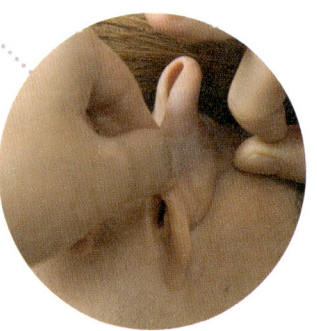

STEP 15

엄지와 중지를 모았다 튕기며 귓등을 전체적으로 두드려준다.

- 반대쪽 귀도 똑같이 실시한다.

보인석 건강볼 부착하기

이어테라피에서 마사지 못지않게 중요한 것이 바로 보인석이다. 보인석(保人石)은 '지킬 보'와 '사람 인'을 쓴 이름처럼 우리 몸을 보호하는 돌을 뜻한다. '신체기능 활성화용 볼'이라고도 부른다. 귀에 침을 놓는 대신 일종의 돌을 부착해 혈점을 자극하는 요법이다.

그동안은 일반적으로 침을 놓는 방법이 이용되어왔다. 그러나 침은 아프고, 오랫동안 맞으면 염증 등의 부작용이 일어나기도 한다. 그래서 나는 침 대신 귀에 부착하는 돌을 3년 정도 연구해 개발했다.

굳이 보인석을 붙이는 이유는 마사지의 효과를 지속하기 위해서다. 마사지를 하지 않는 동안에도 줄곧 귀를 자극해서 마사지의 효과를 극대화할 수 있기 때문이다.

그럼 보인석은 어떤 돌일까? 진짜 돌인 줄 아는 사람도 있는데 그렇지는 않다. 게르마늄, 미네랄, 황토, 토르말린, 일라이트, 맥반석, 바이오세라믹 분말 등의 천연유래 물질이 주성분이다. 원적외선이나 음이온을 발생시켜 신체 내의 에너지 생성, 세포활성화, 혈액순환, 신진대사의 촉진을 도와주는 조성물로 구성되었다. 자연 친화적인 성분을 사용해서 인체에 전혀 해가 없는 돌이다.

 귀의 반응이 나타난 해당 혈점 또는 통증 부위에 보인석을 부착하면 자극이 전달되어 몸의 각 부위의 기능이 부활해 기운을 찾게 해준다. 동시에 피로회복, 통증완화 등에 도움을 준다.

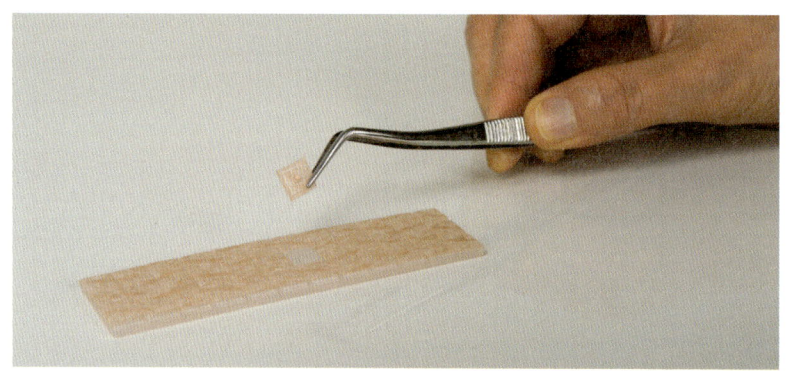

보인석 부착을 하지 말아야 하는 경우

1. 귀에 염증, 화상, 동상 등이 있는 경우
2. 피부 알레르기가 심한 사람의 경우
3. 전염성 질환이 있는 경우
5. 폐나 심장에 심한 병이 있는 경우(보조기 착용의 경우)
6. 교통사고나 수술로 출혈이 많이 있어서 안정이 필요한 경우
7. 임산부의 경우

* 그밖에도 절대 안정이 필요하다는 의사의 지시를 받은 환자는 관리를 피한다.

보인석 구입 방법 255쪽 참고

보인석 부착하기

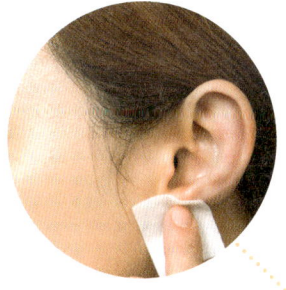

STEP 1

소독 솜으로 귀 전체를 소독하고 깨끗이 닦아낸다.

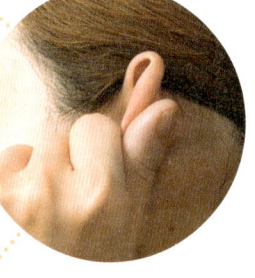

STEP 2

귀 전체나 필요한 부분을 마사지한다.

TIP | 마사지를 할 때 아로마오일 등을 사용해도 좋다. 단 마사지 후에 깨끗한 티슈로 오일의 잔여물을 닦아낸다.

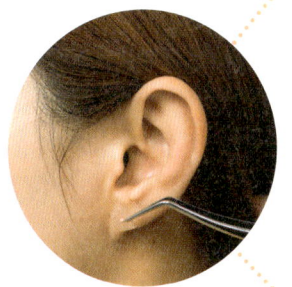

STEP 3

보인석을 필요한 혈점에 부착한다.

TIP | 부착 후에도 부착된 윗부분을 하루에 여러 번 지그시 눌러서 지압하면 좋다.

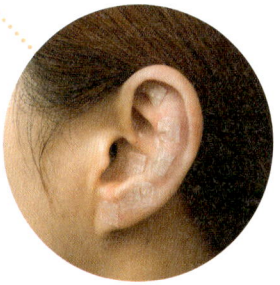

STEP 4

부착한 보인석은 2~3일 후에 떼어낸다. 1~2일 정도 지나서 다시 부착할 수 있으며, 총 2회 정도 부착한다.

TIP | 한 번 사용한 보인석은 다시 사용하지 않도록 한다. 보인석은 귀 지압을 도와주는 보조 도구라는 점을 명심하자.

• 반대쪽 귀에도 동일하게 부착한다.

이어테라피 후 이상 반응은 오히려 좋은 소식

이어테라피를 받고 간 고객이 몸이 이상하다며 호소할 때가 있다. 심지어 몸살을 앓았다며, 부작용이 아닌가 걱정하는 고객도 있는데, 그럴 때 나는 말한다.

"축하합니다. 이어테라피 효과가 좋으실 거예요!"

이런 증상을 '명현반응'이라고 한다. 명현반응은 '호전반응'이라고도 하는데 치유되어가는 과정에서 예기치 않게 일시적으로 증상이 심해지거나 다른 증세가 유발되었다가, 결과적으로 완쾌되는 것을 일컫는 말이다. 인체 스스로가 자연치유력과 면역력을 증강시켜서 어떤 질병이나 증상이 저절로 호전되는 과정에 나타나는 특이반응을 말한다. 증상이 호전되면 곧 이런 증상은 사라진다.

명현반응이 나타나는 시기나 정도는 개인에 따라서 다를 수 있다. 그러나 대체로 다음과 같은 반응이 나타나니 참고하자.

명현반응의 예

1. 귀에서 열이 난다.
2. 보인석을 부착한 부위가 아프다.
3. 귀가 가렵다.
4. 졸음이 온다.
5. 갑자기 더워진다.

6. 두통이이나 권태감, 몸살이 올 수도 있다.

7. 몸이 나른하고 더 피곤한 느낌이 든다.

8. 눈곱, 콧물, 가래 등이 생긴다.

9. 하품이나 방귀, 트림이 나온다.

10. 멀미, 구토, 설사 등이 생긴다.

11. 소변의 양이 많아지거나 소변에서 냄새가 난다.

PART 03

주요 증상에 따른
이어테라피

1

현대인의 일상 속 건강을 지킨다

눈의 피로,
간의 혈점을 공략하라

건강 상담을 하러 오는 분들을 보면 거의 눈보다는 다른 부분이 불편해서 찾아오는 경우가 많다. 눈의 문제보다는 다른 증상이 본인에게는 더 괴로웠던 것이고, 눈의 피로 정도는 늘 그래왔던 것이라 치부하고 대수롭지 않게 여겼을 것이다. 그러나 진단 과정에서 내가 "눈 피로가 심한 것 같아요."라고 이야기하면, 상당수는 "아, 그래요. 요즘 굉장히 피곤해요."라고 대답한다.

현대에는 눈의 건강이 더욱 위협받고 있다. 현대인에게 휴대폰, 컴퓨터, TV 등의 전자기기는 필수품이 되었고, 이들을 접하는 시간이 늘어나고 있다. 전자기기를 가장 먼저 시각적으로 접해야 하는 것이 바로 우리 눈이다. 그래서 우리의 눈은 안구건조증, 눈의 충혈, 시력 저하를 비롯해 눈과 관련된 질병과 부작용으로 인해 지속적으로 고통받고 있다. 쉽게 느끼는 증상들로는 '눈이 뻑뻑하다.' '눈이 침침하다.' '눈이 너무 피로하다.' '충혈이 된다.' '자고 일어날 때 눈을 뜨기가 힘들다.' '잘 써오던 콘택트렌즈가 불편해졌다.' '눈이 빠질 듯이 아프고, 머리까지 아프다.' 등을 예로 들 수 있다.

눈에 피로감을 느끼게 하는 요인으로는 어떤 것들이 있을까? 우선 눈 자체에 생긴 이상이 문제가 되는 경우가 있다. 또 하나는 몸의 다른 부위에 생긴 이상이 눈을 통해 표현되는 경우이다.

눈 피로를 일으키는 환경적 요인으로는 건조한 주위의 환경, 연기나 먼지의 자극, 연속적으로 집중된 업무나 작업 등이 있다. 또 장시간 독서나 컴퓨터를 하며 무의식중에 눈 깜박임의 횟수가 줄어들면서 안구 피로감이 생긴다. 한편 질병적 요인으로는 근시, 원시, 난시 등의 굴절 이상이 있는 경우 눈의 피로가 쉽게 나타날 수 있으며, 전신 쇠약, 저혈압, 빈혈, 자율신경 이상 등의 질병으로 인하여 건강이 나쁠 때에도 눈의 피로가 나타날 수 있다.

우리 귀에는 눈에 해당하는 혈점 외에도 눈1과 눈2의 혈점이 존재한다. 이 혈점들의 상태를 자세히 살펴보면 외관상의 변형이나 변화를 통해서 증상 유무를 유추할 수 있다. 귀를 통해 눈의 피로를 진단했다면 이어테라피를 통해 이를 관리할 수 있다.

눈의 피로회복을 위해서는 간과 신장 기능이 좋아져야 한다. 특히 한의학에서는 눈과 간이 직접 연결되어 있다고 본다. 《동의보감》에서는 "간(肝) 기운과 신(腎) 기운의 상생 관계를 근거로, 간과 신의 기가 부족하면 눈이 침침하고 어지러워진다."고 말한다. 실제로 간 기능이 약한 경우 눈이 쉽게 충혈되고 시력이 나빠지는 것을 많이 볼 수 있다. 따라서 이어테라피에서는 간과 신장 기능이 편해지도록 도와주는 혈점과 눈의 혈점을 동시에 자극한다. 뿐만 아니라 내분비 혈점의 자극 또한 필수적이다. 눈의 피로를 회복시키기 위한 과정은 간의 피로 또는 만성피로를 완화시키는 방법과 연관되며, 동시에 머리를 맑게 하는 효과를 얻을 수 있다.

이어테라피를 통한 눈 피로의 관리는 그 효과가 굉장히 신속하게 나타나며, 실제로 간단한 귀 마사지만으로도 눈이 맑아지는 것을 느낄 수 있다. 이어테라피를 받은 후 고객들이 가장 빨리, 그리고 가장 많이 하는 말도 "정말 눈이 맑아진 것 같아요."라는 말이다.

만성적으로 눈이 피로한 사람은 보인석을 부착하면 눈곱이 많이 끼거나 눈에 이물질이 낀 것 같은 느낌이 드는 경우도 있다. 이는 자연 치유되는 과정에서 발생하는 명현반응이므로 꾸준히 관리하면 좋아진다.

눈의 피로를 줄이기 위해서는 생활습관도 중요하다. 1시간 작업 후 10분 정도 눈의 휴식을 취한다던지, 먼 곳을 바라보거나, 눈을 감거나 손가락으로 눈 주위를 눌러주는 것도 눈의 피로를 줄이는 데 도움을 준다. 또 비타민 A, B1, B2, C가 함유된 식품을 섭취하여 영양을 보충해주는 것이 좋다. 그중 비타민A는 눈 건강에 가장 중요한 영양소이며 동물의 간, 치즈, 전복, 버터, 달걀노른자, 시금치, 당근, 녹황색 채소에 풍부하다.

귀 마사지하기

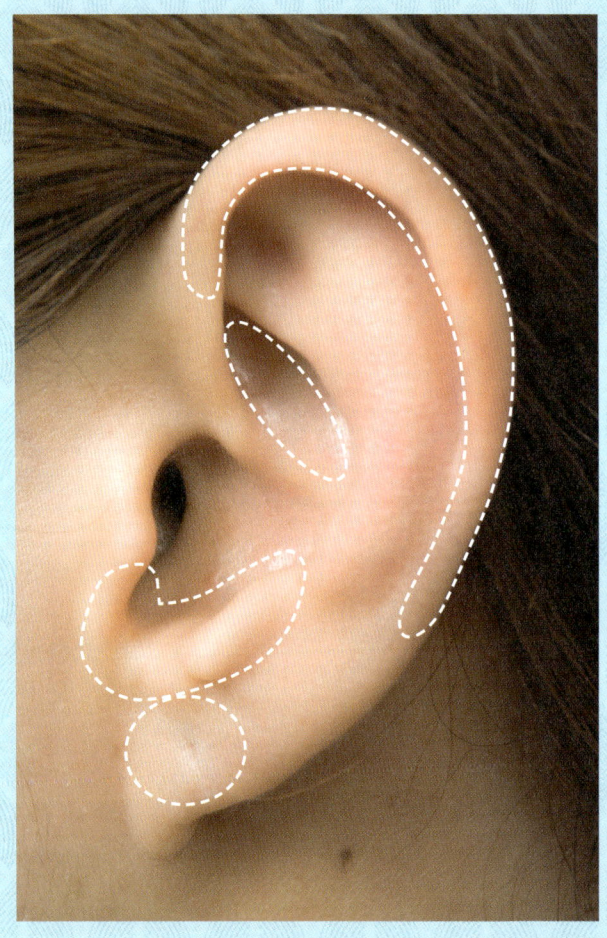

눈, 간, 신장, 내분비 기능 회복을 도와줄 수 있는 혈점이 포함된 부위를 중심으로 엄지와 검지를 이용하여 통증이 있을 정도로 양쪽 귀를 마사지하듯이 누르거나 잡아당겨준다. 양쪽 귀를 각각 5분 정도씩 마사지한다.

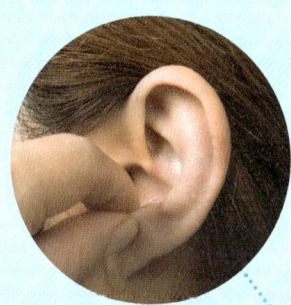

STEP 1

대이병에서 내분비 혈점까지 엄지와 검지를 이용하여 골고루 마사지한다.

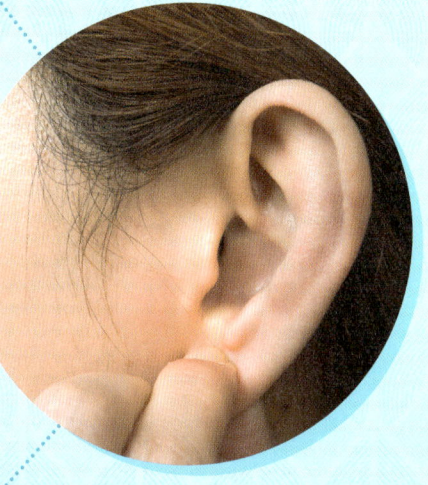

POINT

STEP 2

눈이 있는 이수(귓볼의 중앙) 부분도 전체적으로 마사지한다.

TIP | 눈이 피로할 때 3초 정도 지그시 누르기를 10회 이상 반복하면 좋다.

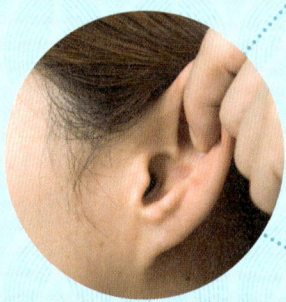

STEP 3

이갑정 안쪽의 신장과 간 부위를 검지를 이용하여 지압한다.

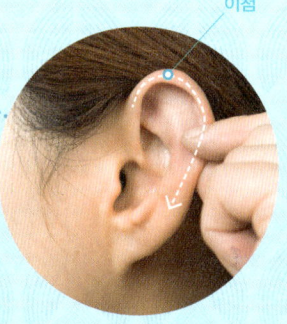

이첨

STEP 4

이륜결절과 귓바퀴 이륜 전체를 마사지한다. 뾰족한 도구로 이첨 부위를 꼭꼭 눌러준다.

- 각 부위를 10회 이상 자극한다. 반대쪽 귀도 똑같이 실시한다.

● 보인석 건강볼 부착하기

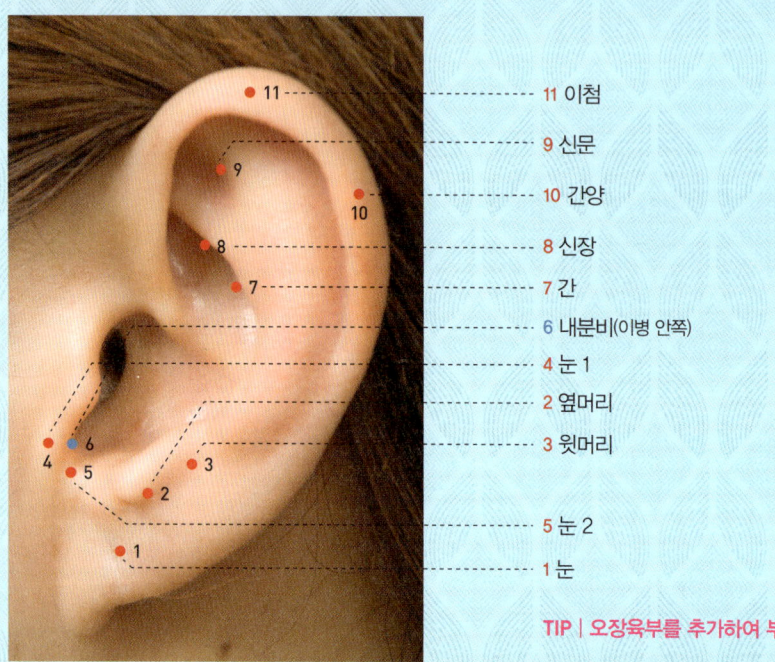

11 이첨
9 신문
10 간양
8 신장
7 간
6 내분비(이병 안쪽)
4 눈 1
2 옆머리
3 윗머리
5 눈 2
1 눈

TIP | 오장육부를 추가하여 부착할 수 있다.

혈점의 기능

1. 눈 : 각종 안과 질환, 시력 저하, 안구건조, 눈 피로
2. 옆머리 : 편두통, 눈을 밝게
3. 뒷머리 : 후두통, 각종 어지럼증
4, 5. 눈 1, 눈 2 : 눈 피로, 근시, 난시
6. 내분비 : 호르몬 관리, 부신기능 강화
7. 간 : 지방간, 만성피로, 안과 질환
8. 신장 : 내분비 질환, 노폐물 배설, 수분대사
9. 신문 : 각종 원인으로 오는 통증, 뇌 건강
10. 간양 : 간 기능 개선, 만성피로 회복, 안과 질환
11. 이첨 : 두통, 어지럼증, 눈 맑아짐, 진정작용

- 보인석 참고하기(57쪽)
- 반대쪽 귀에도 똑같이 부착한다.
- 파란색 점은 귀 안쪽에 위치한 혈점을 뜻한다.
- 보인석(건강볼) 주변의 테이프는 서로 겹쳐도 된다.

만성피로,
먼저 간과 신장을 회복시켜라

　최근 직장인들을 대상으로 한 만성질환 조사에서 1위를 차지할 정도로 현대인이 고통 받는 것 중 하나가 바로 만성피로다. 만성피로란 심각한 피로감이 지속되는 경우를 말한다. 그리고 만성피로 증상을 유발하는 여러 원인을 통틀어 만성피로 증후군이라고 한다.

　만성피로의 원인으로는 바이러스 감염이나 지속적인 스트레스, 면역 기능 장애, 뇌 기능 장애 등이 있다. 반복되는 과로, 정신적 스트레스에 의한 피로, 정신적인 우울증, 불안증도 원인이 된다. 최근에는 젊은 여성들이 만성피로를 호소하는 경우도 많다. 대부분 심한 다이어트나 불규칙한 식사로 인해 비타민과 미네랄이 결핍되는 등 영양 불균형이 원인이다. 출산 후 육아로 인한 수면 장애 등도 원인이 될 수 있다. 만성피로가 심각한 것은, 면역 기능에 이상이 생기면서 몸의 저항력이 감소되었다는 뜻이기 때문이다.

　사람의 귀를 처음 볼 때 가장 눈에 띄는 곳이 바로 신장 혈점이다.

이 혈점에 혈관이 확장되어 있거나 탈설이 나타난다. 혹은 모양이 변형되기도 한다. 이런 증상은 육안으로 가장 쉽게 관찰할 수 있다.

신장은 방광과 함께 우리 몸의 내분비 기능과 관련이 있으며, 노폐물 배설과 산염기 및 전해질 대사 등 체내 항상성을 유지하는 기능을 하는, 중요한 장기 중 하나이다. 따라서 내분비 기능을 향상시키려면 신장을 회복시켜야 한다.

우선 이어테라피를 통해 신장을 회복시켜 내분비 기능을 관리하는 것이 중요하다. 이와 함께 간 기능을 회복시켜서 면역 기능도 동시에 관리한다. 뿐만 아니라 오장육부의 기본 혈들과 호르몬 조절 혈점을 자극해서 몸의 전체적인 균형을 회복하도록 돕는다.

때문에 이어테라피를 3~4회 정도만 진행해도 피로감이 상당히 줄어든다. 실제로 대부분 관리를 받은 후 "몸이 가벼워졌어요."라고 말한다.

이어테라피와 함께 반신욕을 권하기도 한다. 37~39도 정도의 미온수에 20~30분 정도 몸을 담그는 반신욕은 부교감신경을 자극하여 스트레스를 완화시켜준다. 또 혈액순환과 근육이완에 도움을 주어 몸의 피로를 해소하는 데 일시적이나마 효과가 있다.

피로물질은 체내의 독성물질과도 연관이 있고 비타민이나 미네랄 같은 영양물질의 흡수를 방해하는 요인이 될 수 있다. 따라서 비타민과 미네랄이 풍부한 제철 과일과 채소를 충분히 섭취하고, 몸 안에 피로물질을 쌓이게 하는 지방이나 염분이 많은 음식은 피하는 것이 좋다. 그리고 하루에 2L 이상의 물을 마셔 몸속 노폐물과 피로물질이 잘 배출되도록 해주는 것이 좋다.

귀 마사지하기

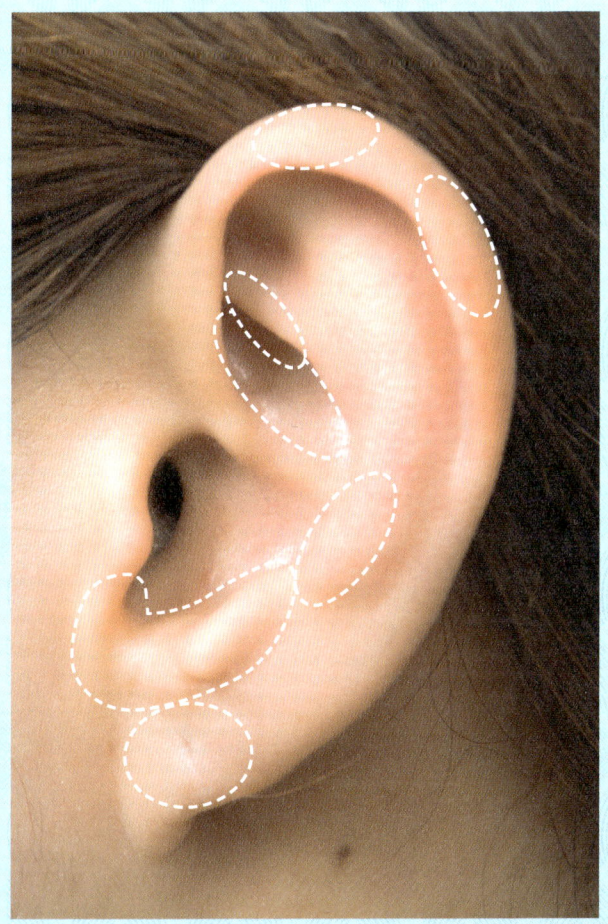

심장, 간, 신장, 내분비 기능 회복을 도와줄 수 있는 혈점이 포함된 부위를 중심으로 마사지한다. 특히 귓바퀴(이륜) 위쪽의 이첨, 간양 부위를 마사지하면 많은 도움이 되며, 귓불을 전체적으로 자극하는 것이 좋다. 통증이 있는 부위는 좀 더 자극한다.

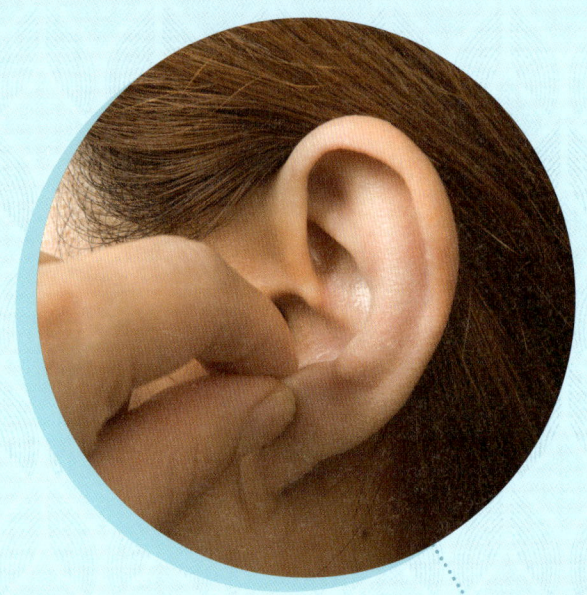

STEP 1 POINT

대이병에서 내분비 혈점까지 엄지와 검지를 이용하여 위쪽으로 강하게 잡아당겨준다.

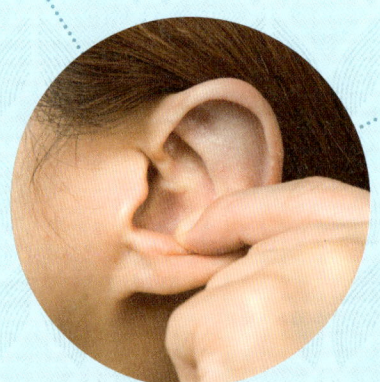

STEP 2

대이륜의 목과 경추 부분을 골고루 마사지한다.

• 각 부위를 10회 이상 자극한다. 반대쪽 귀도 똑같이 실시한다.

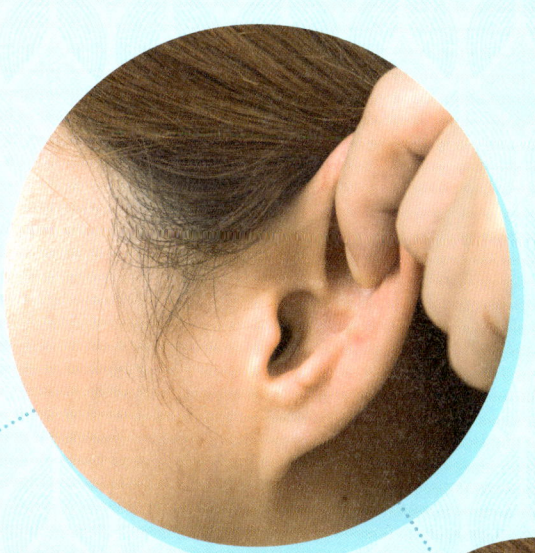

STEP 3

이갑정 안쪽의 신상과 간 부위를 검지를 이용하여 지압한다.

TIP | 검지가 들어가지 않을 때는 굵은 면봉을 이용하여 안에서 바깥으로 자극한다. 20회 이상 실시하면 좋다.

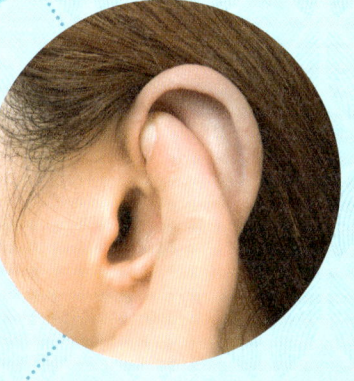

STEP 4

자율신경이 있는 대이륜하각을 누르듯이 자극한다.

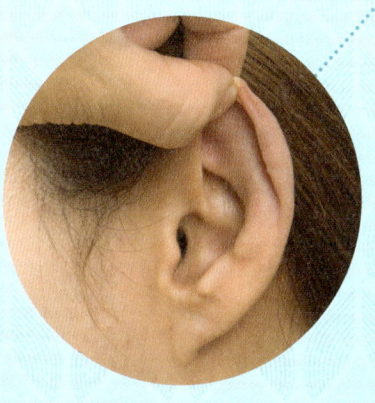

STEP 5

귓바퀴 상단의 이첨과 이륜결절 부분을 엄지와 검지를 이용하여 골고루 마사지한다.

PART 3. 주요 증상에 따른 이어테라피 73

● 보인석 건강볼 부착하기

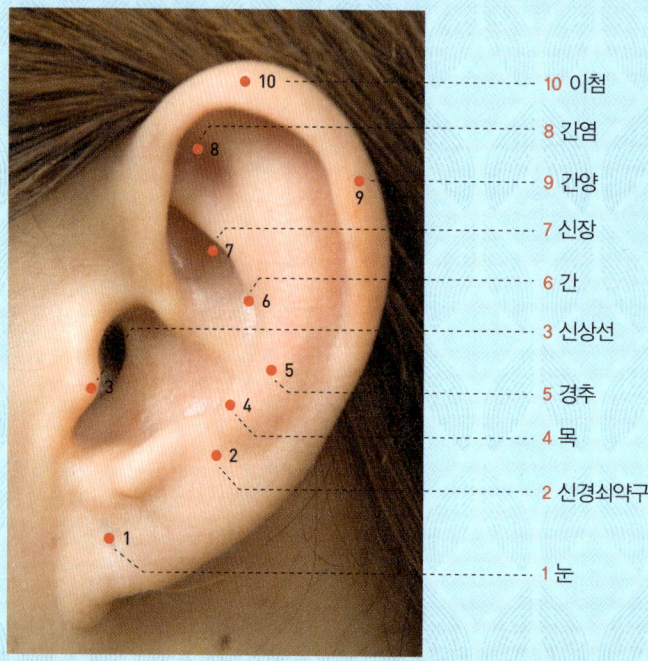

10 이첨
8 간염
9 간양
7 신장
6 간
3 신상선
5 경추
4 목
2 신경쇠약구
1 눈

혈점의 기능

1. 눈 : 각종 인과 질환, 시력 저하
2. 신경쇠약구 : 수면의 질 조절, 긴장 완화
3. 신상선 : 각종 염증성 질환, 면역 질환
4. 목 : 만성피로, 목 디스크
5. 경추 : 만성피로, 경추 통증, 목 디스크
6. 간 : 만성피로, 혈액 정화, 소화효소 분해
7. 신장 : 내분비 질환, 노폐물 배설, 수분대사
8. 간염점 : 만성피로, 간 기능 저하
9. 간양 : 간 기능 개선, 만성피로 회복
10. 이첨 : 어지럼증, 눈 맑아짐, 혈압 안정, 진정작용

- 보인석 참고하기(57쪽)
- 반대쪽 귀에도 똑같이 부착한다.
- 파란색 점은 귀 안쪽에 위치한 혈점을 뜻한다.

치매를 막으려면 매일 아침 귀를 마사지하라

100세 장수 시대를 맞이해 60세 이후의 건강관리가 최대 관심사가 되었다. 나이가 들수록 건강관리가 쉽지 않아져서 한번 질병에 걸리면 합병증을 동반하고 복용하는 약의 종류가 많아지게 된다. 또한 한번 손상된 장기는 회복 속도가 늦어지고, 질병 이전의 수준으로 돌아가기가 쉽지 않다. 그중에서도 가장 회복이 어려운 부분이 뇌의 건강이라 생각된다. 앞으로도 사람들이 가장 관심을 갖는 건강 분야는 바로 뇌 건강일 것이다.

뇌는 인체 전신의 기능을 조절한다. 운동, 감각 정보 처리, 언어, 학습과 기억, 논리적 사고, 인체의 항상성 유지의 기능을 하며, 신체 대사에 관련된 호르몬을 분비하는 신경세포의 집합체라 할 수 있다.

뇌와 관련된 질병에는 뇌종양, 뇌경색, 뇌출혈, 뇌막염, 수두, 간질, 뇌성마비, 반측성 안면 경련증, 파킨슨병, 모야모야병, 편두통, 치매 등이 있다. 특히 치매 환자가 늘고 있어 치매 예방에 대한 관심이 높아지고 있다.

치매는 남성보다 여성이 많이 걸리는데, 치매의 가장 큰 위험 요인은 역시 '고령'이므로 여성의 평균 수명이 남성보다 길다는 점이 원인으로 보인다. 뇌의 인지기능이 올바로 작동하는 데 필요한 여성 호르몬이 폐경 이후 줄어드는 것도 하나의 원인이라고 한다.

치매는 조기 발견이 중요하며 건강에 치명적인 고혈압, 당뇨, 고콜레스테롤증, 흡연, 비만 등의 위험 요인을 없앰으로써 치매로 진행되는 속도를 늦추거나 치매 발생을 억제할 수 있다.

텔레비전에서 100세가 넘은 할머니의 건강관리법을 본 적이 있다. 그 할머니가 아침에 기상하면서 하는 행동은 귀를 비롯해 얼굴 구석구석을 비비면서 마사지하는 것이었다. 매일 귀를 마사지한 것이 건강하게 오래 사는 데 어느 정도 도움이 되었을 것이다. 귀에서 뇌에 해당하는 대이병 부분과 얼굴이 있는 이수를 비롯해 귀 전체를 매일 규칙적으로 운동시키는 효과가 있기 때문이다. 머리뿐 아니라 전신의 기혈 순환과 건강 유지에 매우 큰 도움이 된다.

귀 마사지하기

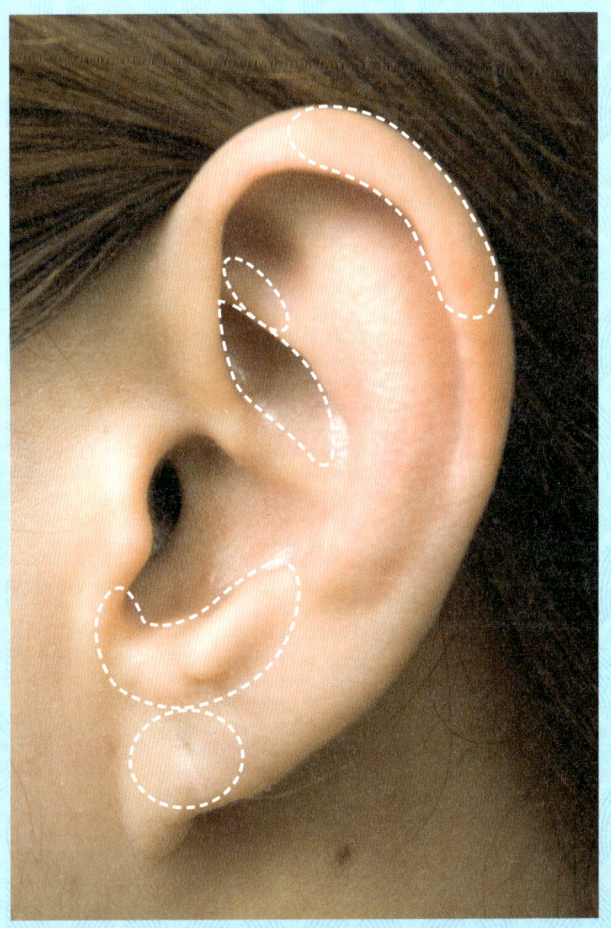

뇌가 있는 대이병 부위부터 엄지와 검지로 자극하고, 내분비 혈점까지 연결하여 자극한다.
얼굴 전체에 해당하는 이수와 자율신경이 있는 대이륜하각 또한 자극해주면 도움이 된다.
이첨과 간양 부위도 자극하도록 한다.

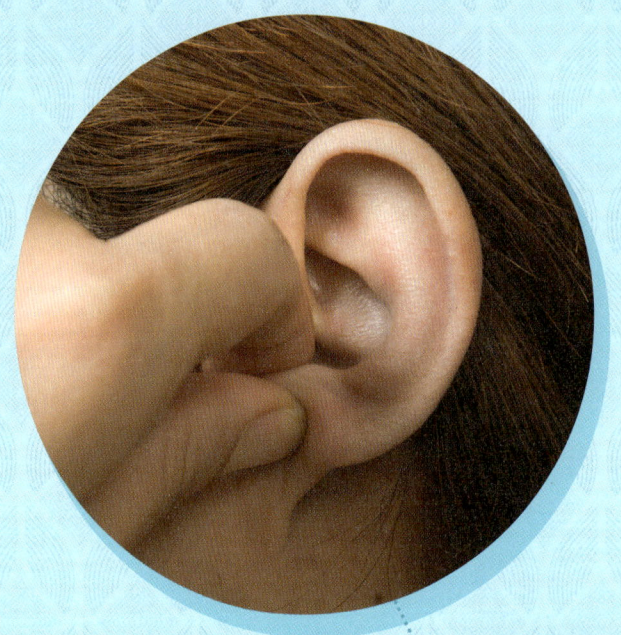

POINT

STEP **1**

엄지와 검지를 이용하여 뇌에 해당하는 대이병을 위쪽으로 잡아당겨준다.

TIP | 한 번에 10회 이상 수시로 해주면 치매 예방과 집중력 강화에 도움이 된다.

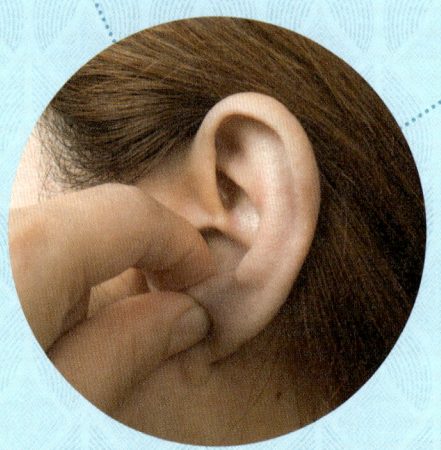

STEP **2**

내분비 혈점이 자극되도록 엄지와 검지를 이용하여 골고루 마사지한다.

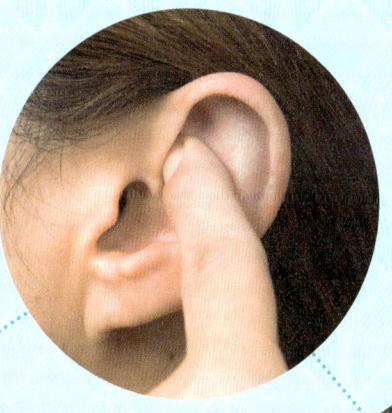

STEP 3
자율신경이 있는 대이륜하각을 누르듯이 자극한다.

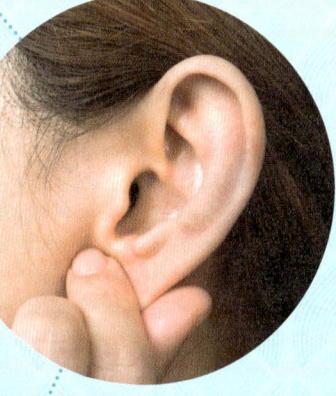

STEP 4
이수(귓불) 부분도 전체적으로 마사지한다.

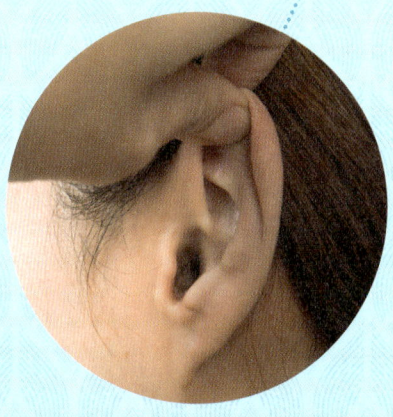

STEP 5
이첨 부위와 귓바퀴를 전체적으로 지압한다.

- 각 부위를 10회 이상 자극한다. 반대쪽 귀도 똑같이 실시한다.

보인석 건강볼 부착하기

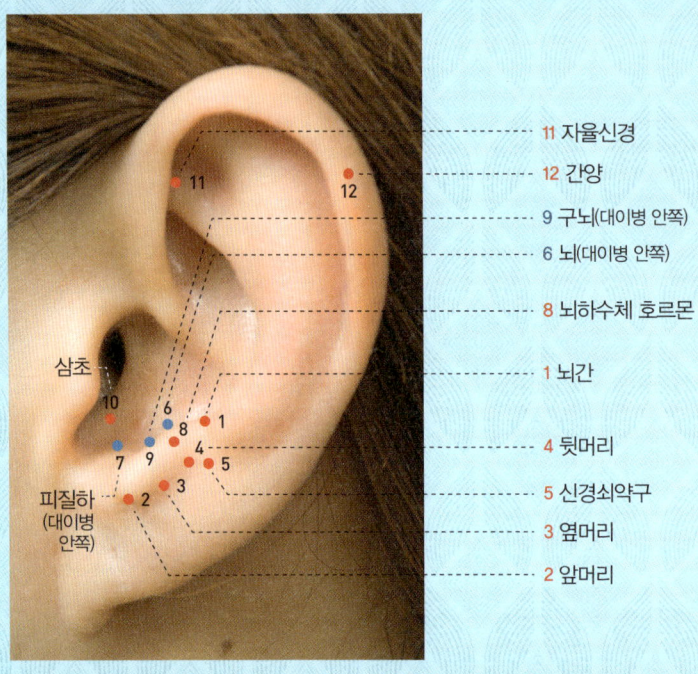

혈점의 기능

1. 뇌간 : 뇌혈관 장애, 체온, 수문조절, 중풍 예방
2. 앞머리 : 전두통, 눈을 밝게, 우울증
3. 옆머리 : 편두통, 눈을 밝게, 이명, 청력 감퇴
4. 뒷머리 : 후두통, 각종 어지럼증, 정신 안정
5. 신경쇠약구 : 수면의 질 조절, 긴장 완화, 스트레스 조절
6. 뇌 : 뇌 관련 질환, 신경, 내분비, 소화기 질환
7. 피질하 : 소화기 계통, 심혈관계통, 신경계통
8. 뇌하수체 호르몬 : 내분비 조절
9. 구뇌 : 자율신경 조절, 내분비 조절, 비만, 체온 조절
10. 삼초 : 오장육부 모든 질환, 만성 질환, 신진대사 조절
11. 자율신경 : 자율신경 기능 조절
12. 간양 : 간 기능 개선, 만성피로 회복

- 보인석 참고하기(57쪽)
- 반대쪽 귀에도 똑같이 부착한다.
- 파란색 점은 귀 안쪽에 위치한 혈점을 뜻한다.

불면증, 심신을 안정시키자

하루 일과를 마친 후 피곤해서 잠들고 싶은데 잠이 오지 않는다면 그 것처럼 괴로운 일이 없다. 불면증으로 밤에 수면을 충분히 취하지 못 하면 다음 날 피곤하고 짜증이 나거나 기분이 나빠질 수 있고, 집중력 또한 떨어지니 생활에 불편함을 겪게 된다.

현대인은 취업의 불안과 직장에서의 스트레스, 가정 내의 불화, 경 제적 어려움, 자녀 문제 등 갖가지 고민에 시달린다. 최근 불면증에 걸 리는 사람을 보면 여성이 남성보다 50% 이상 많다고 한다. 여성이 감 성적으로 더 예민하고 우울증이 많기 때문일 수 있다. 특히 갱년기 우 울증으로 인해 불면증을 겪는 일이 많다. 오래 지속될수록 사람의 정 서를 황폐하게 하는 게 바로 불면증이다.

두피나 다른 건강 상태에 관해 상담을 하다 보면 숙면을 취하지 못 하는 분들이 많다. 불면증은 하나의 독립된 질환이라기보다 다른 원 인으로 나타나는 증상이라고 할 수 있다. 그래서 불면증에 시달리는 사람들은 여러 가지 불편함을 함께 가지고 오는 경우가 많다. 그런데 이어테라피로 처음부터 많은 질환을 동시에 다 관리할 수는 없다. 그럴 때 우선적으로 하는 것이 불면증 관리다.

한의학에서 불면은 음혈(陰血)이나 중기부족(中氣不足), 심비(心脾)의 허약, 담(痰)이나 수기(水氣)가 몰리는 것 등 여러 가지 원인에 의해 심신(心神)이 불안해서 생긴다고 한다. 실제로 불면증이 있는 사람의 귀를 살펴보면 신경쇠약구 부위가 함몰되어 있다.

따라서 이어테라피는 신경쇠약으로 인한 불안감을 줄여주고 심신을 안정시키는 관리 방법을 적용한다. 귀에는 교감신경과 부교감신경을 조절할 수 있는 구뇌, 뇌간, 자율신경 같은 혈점들이 존재해 그 부위를 자극해주면 항진되어 있던 자율신경의 균형 조절에 도움이 되면서 불면증이 개선된다.

대체적으로 불면증 관리는 효과가 좋은 편으로, 이어테라피를 받고 간 날은 잠을 정말 잘 잤다는 이야기를 많이 듣는다. 꾸준하게 관리를 받아서 수면제 없이 잠들 수 있게 된 사람도 꽤 있다.

많은 불면증 환자들이 수면제를 복용하는데 수면제는 중추신경(대뇌)을 억압해서 수면을 유도하는 기능을 한다. 그러나 많은 환자들이 약을 복용하지 않고도 잘 수 있게 되기를 바란다. 수면제를 계속 복용하면 내성이 생겨 중독이 되고, 기억력이 떨어지거나 장래에 치매에 걸리지 않을까 두려워한다.

이어테라피는 이런 걱정 없이 불면증을 개선해준다. 약물을 오랫동안 복용해온 경우에는 많은 시간이 걸리겠지만 약물 복용이 얼마 되지 않았다면 몇 회 정도만 관리해도 좋아지는 사례들이 많다. 처음부터 약을 끊으면 불안해하는 사람이 많으므로 이어테라피 관리를 하면서 약을 서서히 줄여가는 것이 좋다.

　매일 저녁에 가볍게 따뜻한 물로 샤워하고 아로마오일 중 라벤더 1방울에 호호바 오일을 2~3방울 정도 혼합해서 귀를 구석구석 5분 정도 마사지해보자. 대이병(뇌), 이갑강(심장) 부위를 더 많이 마사지해준 다음 보인석을 부착해준다. 일주일에 2회 정도 실시하고 한 부위를 10회 이상 마사지하는 것이 좋다.

귀 마사지하기

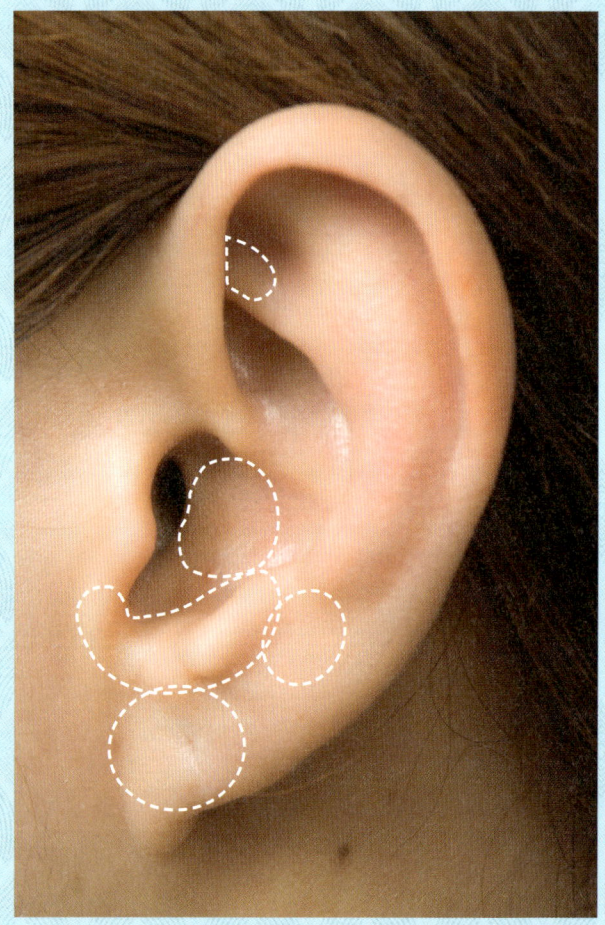

뇌가 있는 대이병 부위부터 엄지와 검지를 이용해 자극하고, 얼굴 전체에 해당하는 이수를 골고루 자극한다. 특히 신경쇠약점과 신경쇠약구를 자극하면 좋다. 내분비 혈점까지 자극되도록 한다. 또 심장이 있는 이갑정 부위를 자극하는 마사지가 도움이 된다.

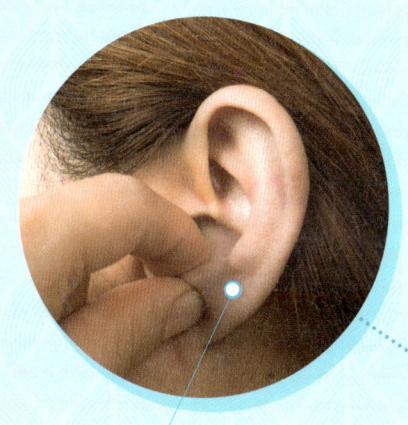

신경쇠약구

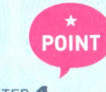

STEP 1

대이병에서 내분비 혈점까지 엄지와 검지를 이용하여 골고루 마사지한다. 대이병의 신경쇠약구를 집중적으로 눌러준다.

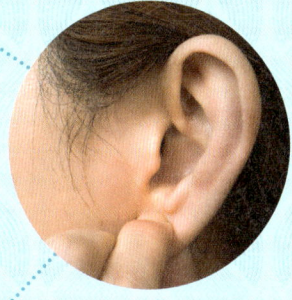

STEP 2

얼굴에 해당하는 이수 부위 중 신경쇠약점을 지압한다.

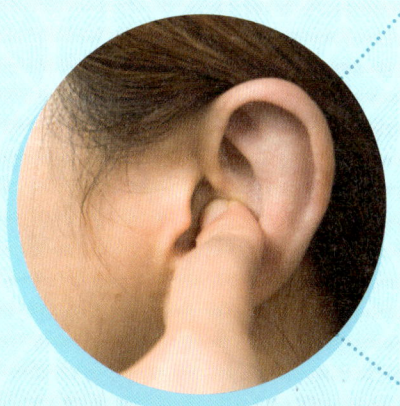

STEP 3

검지를 곧게 펴서 이갑강 부위를 시계방향으로 10회 정도 돌려주고 다시 반대방향으로 돌려준다.

TIP | 이갑강 부위 중 심장(가장 중앙)을 잠자기 전 5분 정도 부드럽게 마사지하면 좋다.

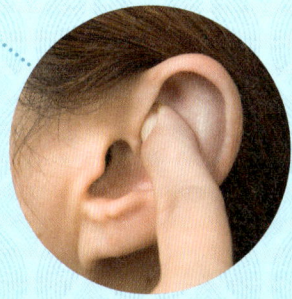

STEP 4

자율신경이 있는 대이륜하각을 누르듯이 자극한다.

- 각 부위를 10회 이상 자극한다. 반대쪽 귀도 똑같이 실시한다.

보인석 건강볼 부착하기

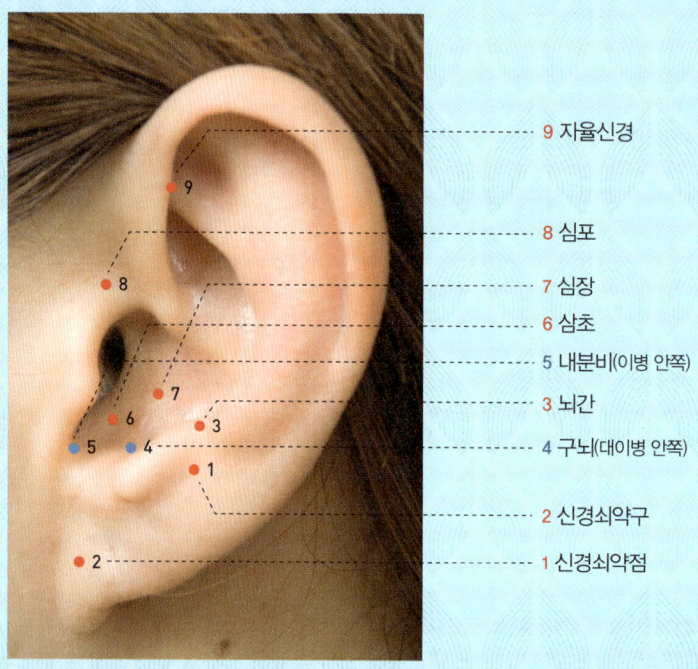

9 자율신경
8 심포
7 심장
6 삼초
5 내분비(이병 안쪽)
3 뇌간
4 구뇌(대이병 안쪽)
2 신경쇠약구
1 신경쇠약점

혈점의 기능

1. **신경쇠약점** : 수면의 양 조절, 스트레스
2. **신경쇠약구** : 수면의 질 조절, 긴장 완화, 스트레스 조절
3. **뇌간** : 뇌혈관 장애, 체온, 수면 조절
4. **구뇌** : 자율신경 조절, 내분비 조절
5. **내분비** : 호르몬 관리, 부신 기능 강화, 갱년기 장애
6. **삼초** : 만성 질환, 신진대사 조절
7. **심장** : 심장계통 질환, 신경계통 질환, 불면증
8. **심포** : 가슴이 답답할 때, 심장이 두근거릴 때
9. **자율신경** : 자율신경 기능 조절, 긴장 해소

- 보인석 참고하기(57쪽)
- 반대쪽 귀에도 똑같이 부착한다.
- 파란색 점은 귀 안쪽에 위치한 혈점을 뜻한다.

우울증, 뇌신경계의 건강을 회복하라

우울증은 남성보다는 여성에게, 청년보다는 노년에게 많이 나타난다. 또 빈곤층보다 부유한 층이 더 우울증이 많다고 한다. 우울증에 걸리면 의욕 저하와 우울감을 비롯해 무기력감, 죄책감, 자기비판적 사고, 외부 활동에 대한 흥미 감소 등으로 인해 일상생활에 어려움을 느낀다. 또한 일반적인 권태, 피로, 성적 욕구의 감소, 식욕감퇴, 변비, 불면증이 올 수 있다. 반대로 불면증 대신 수면 시간이 오히려 증가하거나, 식욕감퇴 대신 과도한 식욕을 갖게 되기도 한다. 심한 경우 삶의 의미를 잃고 자살이라는 비극으로 이어지기도 한다. 특히 30~40대 여성의 경우 산후 우울증, 갱년기 우울증 등으로 우울증에 걸릴 위험이 더 높다.

우울증은 뇌 속 신경전달물질의 변화가 큰 원인이다. 세로토닌, 노르에피네프린 등 신경전달물질이 제대로 작용하지 못하는 탓이다. 세로토닌은 위장관과 혈소판, 중추신경계에 주로 존재하며 행복의 감정을 느끼게 해주는 물질이다. 그래서 행복 호르몬(happiness hormone)이라 불리기도 한다. 노르에피네프린은 교감신경계를 자극해 집중력을 증가시키고 혈류량 증가, 대사활동 증가 등의 효과가 있다. 그래서 주의력 결핍 및 과잉 행동장애, 우울증 치료에 사용되기도 한다.

그러나 우울증 치료가 어려운 것은 특별한 이유 없이 나타나는 경우도 있기 때문이다. 특별한 환경적 요인 없이 선천적으로 면역력이 약해서 질병이 나타날 수 있는 것과 같다. 원인이 무엇이든 중요한 것은 스스로를 아끼는 마음을 갖는 것, 자신의 환경에서 받아들일 부분은 받아들이고 인정하면서 앞으로 어떻게 할 것인가를 생각하는 것이다. 현재의 상황을 비관하고 부정적인 생각을 하게 되면 고통은 고통대로 겪으면서 병에서도 벗어나기 힘들어진다.

더불어 뇌신경계의 건강을 회복하여 혈액의 흐름을 좋게 하고 신경전달물질이 원활하게 전달될 수 있도록 하는 것이 도움이 된다. 이어테라피는 뇌와 신경계의 건강에 도움이 되는 방법을 택한다. 뇌, 피질하, 자율신경과 혈액을 관장하는 심장, 면역을 증강시키도록 도와주는 간과 담혈을 자극하며, 신경쇠약점을 지속적으로 관리해준다.

나를 찾아오는 이들 중에도 우울증에 걸린 사람이 많다. 어느 30대 초반의 여성은 우울증이 올 만한 원인이 없는데도 그냥 우울감이 계속되는 것 같다고 말했다. 우울증의 원인이 될 수 있는 또 한 가지 요인은 수은, 납, 알루미늄 같은 중금속이 체내에 축적되거나 마그네슘 같은 미네랄, 비타민D 부족이다. 그래서 나는 그녀에게 중금속 해독요법과 동시에 영양 미네랄을 복용하게 하였고, 이어테라피를 주 2회 적용했다. 간, 심장, 비장, 폐, 신장의 오장혈, 뇌와 뇌간 등의 대이병 부위, 그리고 호르몬 혈점을 30분 정도 자극한 다음 보인석을 부착했다. 이런 관리를 3개월 성도 해오던 어느 날 그녀가 무심코 말했다.

"그러고 보니 요즘 우울하다고 느낀 적이 없네요."

어느새 '우울하다', '우울하지 않다'는 생각조차 잊고 지극히 '평범'한 생활을 하고 있었던 것이다.

귀 마사지하기

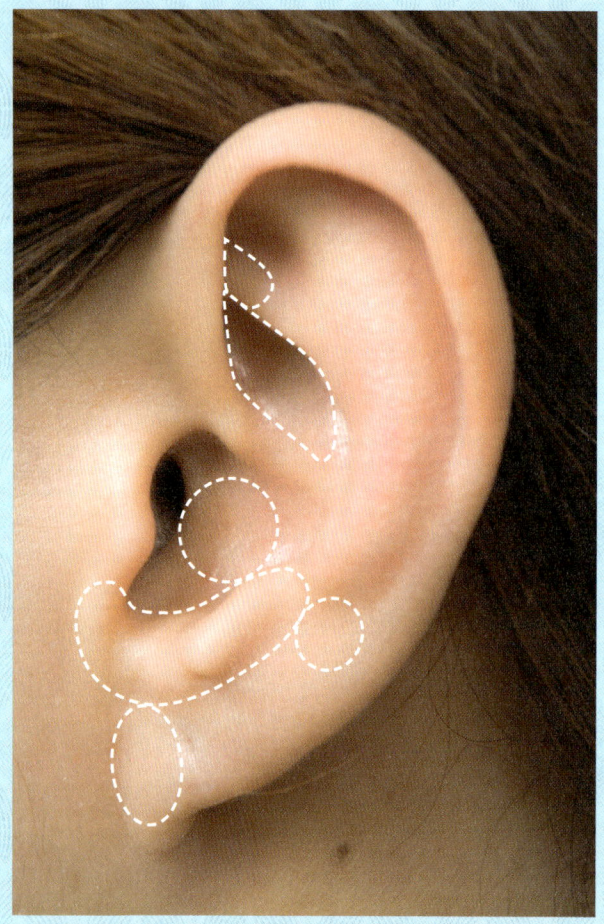

이어테라피는 뇌와 신경계의 건강에 도움이 되도록 돕는다. 뇌, 피질하, 자율신경과 혈액을 관장하는 심장, 면역을 증강시키도록 도와주는 간, 담혈을 자극하며 신경쇠약점을 지속적으로 관리하는 것이 좋다.

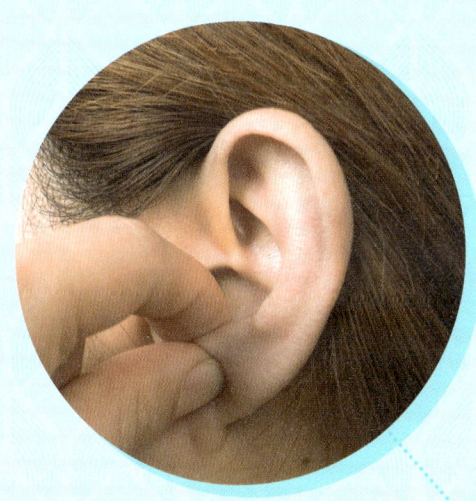

STEP 1

대이병에서 내분비 혈점까지 엄지와 검지를 이용하여 골고루 마사지한다. 뇌에 해당하는 대이병을 위쪽으로 집아당겨준다.

TIP | 평소에도 수시로 마사지하면 기억력과 집중력 향상에 도움이 된다.

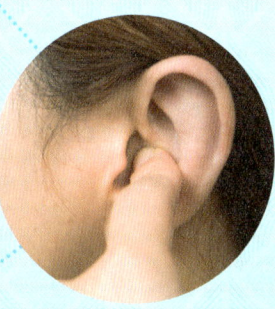

STEP 2

폐, 심장이 있는 이갑강(귓구멍의 아랫부분)을 강하게 눌러서 자극한다.

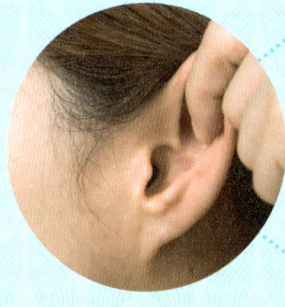

STEP 3

이갑정 안쪽의 신장, 간 부위를 검지를 이용하여 지압한다.

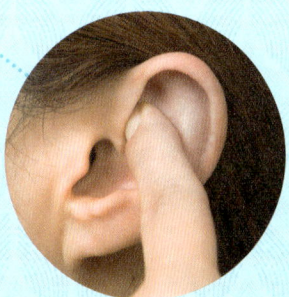

STEP 4

자율신경이 있는 대이륜하각을 누르듯이 자극한다.

- 각 부위를 10회 이상 자극한다. 반대쪽 귀도 똑같이 실시한다.

● 보인석 건강볼 부착하기

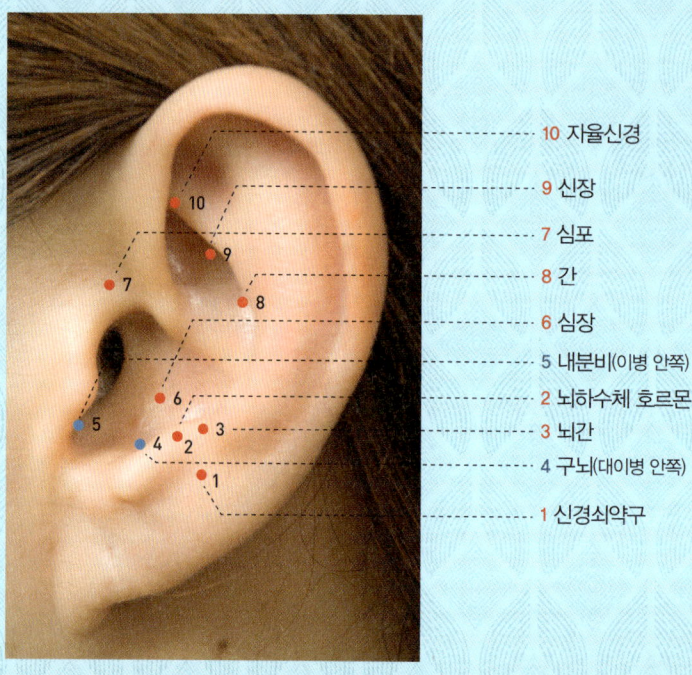

10 자율신경
9 신장
7 심포
8 간
6 심장
5 내분비(이병 안쪽)
2 뇌하수체 호르몬
3 뇌간
4 구뇌(대이병 안쪽)
1 신경쇠약구

혈점의 기능

1. **신경쇠약구** : 수면의 질 조절, 긴장 완화, 스트레스 조절
2. **뇌하수체 호르몬** : 내분비 조절
3. **뇌간** : 뇌혈관 장애, 체온, 수면 조절, 중풍 예방
4. **구뇌** : 자율신경 조절, 내분비 조절
5. **내분비** : 호르몬 관리, 부신 기능 강화, 갱년기 장애
6. **심장** : 심장계통 질환, 신경계통 질환, 불면증
7. **심포** : 가슴이 답답할 때, 심장이 두근거릴 때
8. **간** : 만성피로, 혈액 정화, 소화효소 분해
9. **신장** : 내분비 질환, 수분대사, 호르몬 관리
10. **자율신경** : 자율신경 기능 조절, 긴장해소

- 보인석 참고하기(57쪽)
- 반대쪽 귀에도 똑같이 부착한다.
- 파란색 점은 귀 안쪽에 위치한 혈점을 뜻한다.

공황장애는
심장이 느끼는 공포

일상생활을 하면서 겪는 실패, 좌절, 불합격, 사고, 이혼, 질병, 이별 등은 고통, 미움, 분노, 시기, 질투, 외로움, 불안 등의 감정적 변화를 일으키고 정신과 육체를 고통스럽게 한다. 이러한 감정 상태에서 평정을 유지하면 좋겠지만 이를 극복하지 못하는 경우 마음의 병으로 나타나 심리적 압박과 고통이 이어진다. 그리고 그것이 누적되다 보면 뇌신경 시스템에 교란이 생길 수 있다.

집, 회사, 버스, 지하철 등 일상적인 상황에서, 특별히 위협을 느낄 만한 상황이 아님에도 불구하고 불안감, 공포, 호흡에 곤란을 동반하는 증상을 공황발작이라고 한다. 그리고 이런 공황발작이 1개월 내에 수차례 반복될 때 이를 공황장애라고 한다. 심장이 조이고 숨이 막히는 것 같은 다양한 신체 증상들이 아무런 예고 없이 갑작스럽게 발생하는 불안장애의 일종이다.

실제 위험한 상황에서 나타나는 불안은 우리가 스스로를 보호하기 위한 기능을 가지고 있다. 그런데 위험하거나 불안한 상황이 아닌 평상시에 이런 경험을 하게 된다면 일상생활을 제대로 이어가기 어려워질 수밖에 없다. 만성적인 경우에는 삶의 질을 유지하고 사회적 역할을 수행하는 데 문제가 생기고 정신 질환으로 이어질 수도 있다.

공황장애에 걸리면 인체의 교감신경이 지나치게 활성화되어 교감신경계의 모든 부분이 반응하게 된다. 그러면 다양한 증상이 동시다발적으로 나타난다. 교감신경계가 활성화되면 심장혈관계에도 영향을 미쳐서 심장박동이 증가하고 가슴이 답답해진다. 숨이 차며 손발이 떨리고 얼굴이 화끈 달아오르기도 한다. 땀도 많이 흘린다. 스트레스나 과로 등으로 인한 자율신경 시스템의 불균형이라 할 수 있으며, 많은 에너지를 필요로 하므로 쉽게 피로해지고 힘이 없어진다. 술, 커피, 담배 등의 과용은 증상을 악화시킬 수 있으니 주의하는 게 좋다.

귀 마사지하기

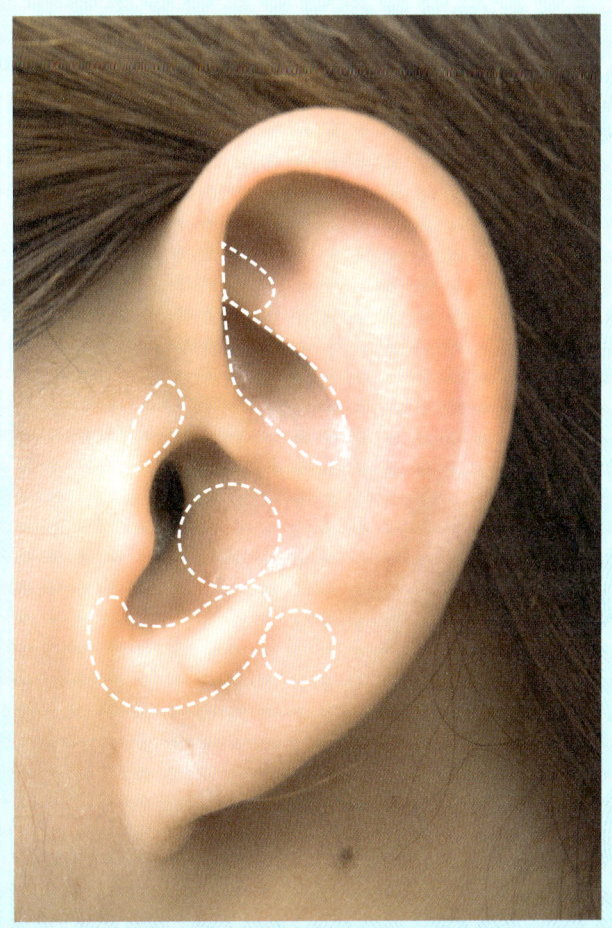

이어테라피는 불안한 마음을 진정시킬 수 있도록 모든 장부(간, 심장, 비장, 폐, 신장)의 건강을 유도하고 정신 건강(뇌, 피질하), 자율신경, 면역력을 증강시키도록 도와주는 방법을 쓴다.
더불어 신경쇠약구를 지속적으로 관리한다.

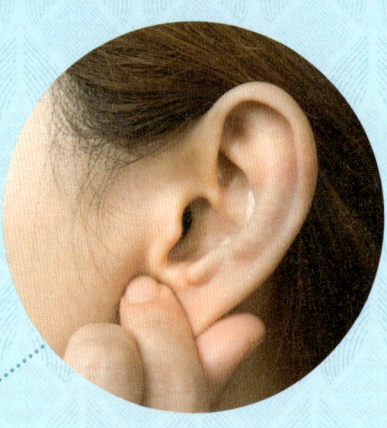

STEP 1
이수 부분도 전체적으로 마사지한다.

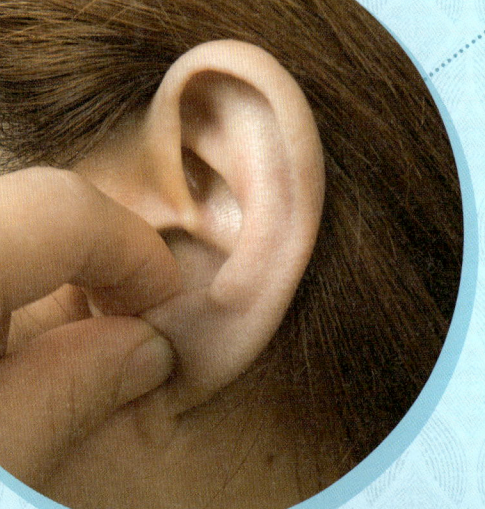

POINT

STEP 2
대이병에서 내분비 혈점까지 엄지와 검지를 이용하여 골고루 마사지한다.

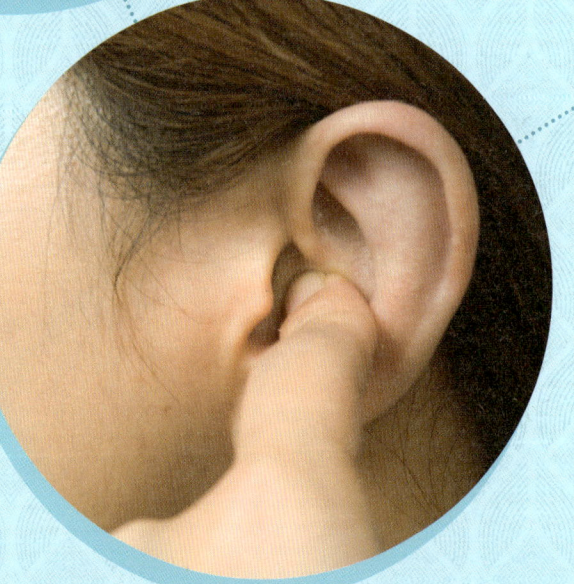

POINT

STEP 3
폐, 심장이 있는 이갑강(귓구멍의 아랫부분)을 강하게 눌러서 자극한다.

TIP | 이갑강 부위 중 심장(가장 중앙)을 수시로 부드럽게 마사지한다.

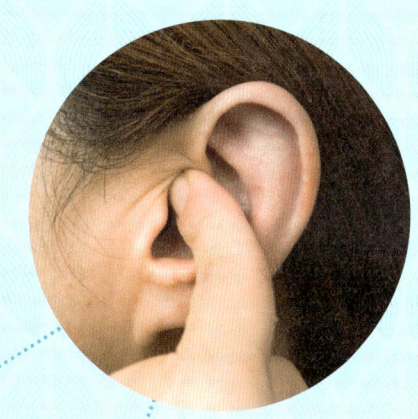

STEP **4**

이륜각(위, 소장) 부위를 눌러서 마사지한다.

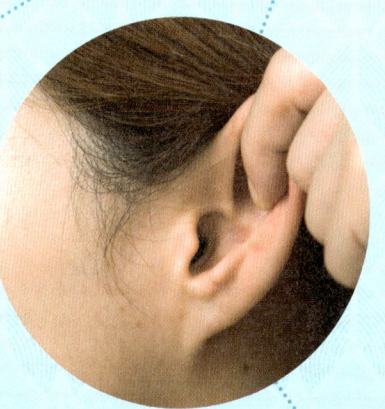

STEP **5**

이갑정 안쪽의 신장, 간 부위를 검지를 이용하여 지압한다.

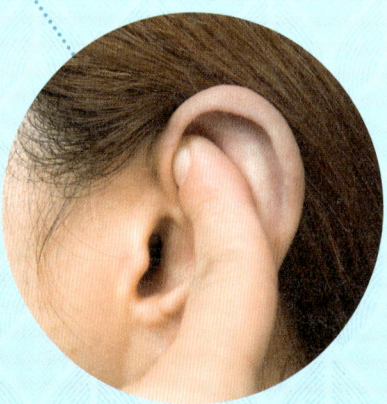

STEP **6**

자율신경이 있는 대이륜하각을 누르듯이 자극한다.

• 각 부위를 10회 이상 자극한다. 반대쪽 귀도 똑같이 실시한다.

보인석 건강볼 부착하기

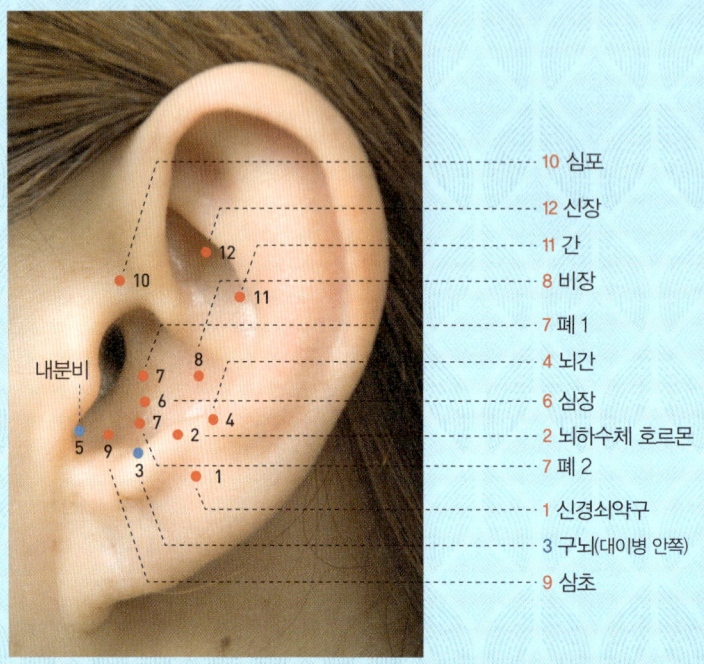

혈점의 기능

1. **신경쇠약구** : 수면의 질 조절, 긴장 완화, 스트레스
2. **뇌하수체 호르몬** : 내분비 조절
3. **구뇌** : 자율신경 조절, 내분비 조절
4. **뇌간** : 뇌혈관 장애, 체온, 수면, 섭식, 수분 조절
5. **내분비** : 호르몬 관리, 부신 기능 강화, 갱년기 장애
6. **심장** : 심장계통 질환, 신경계통 질환, 불면증
7. **폐 1, 폐 2** : 호흡기 질환, 비염, 감기, 천식
8. **비장** : 소화기계통 질환, 부종, 질병 후 쇠약
9. **삼초** : 만성 질환, 신진대사 조절
10. **심포** : 가슴이 답답할 때, 심장이 두근거릴 때
11. **간** : 만성피로, 혈액 정화, 소화효소 분해
12. **신장** : 내분비 질환, 노폐물 배설, 수분대사

- 보인석 참고하기(57쪽)
- 반대쪽 귀에도 똑같이 부착한다.
- 파란색 점은 귀 안쪽에 위치한 혈점을 뜻한다.

건강 상태를 알려주는 탈모, 몸속을 다스려라

탈모 인구가 천만 명이 넘는다고 한다. 전체 인구를 보았을 때 약 20% 정도다. 여기서 말하는 탈모란 나이가 들면서 자연히 생기는 자연탈모가 아니다. 두피와 인체의 문제로 인해 하루에 탈모되는 모발의 수가 100가닥 이상으로 늘어나는 것을 말한다. 또는 일정한 모발의 밀도가 유지되지 않고 비정상적으로 탈모되는 경우를 말한다.

탈모는 남성형 탈모, 여성형 탈모, 원형 탈모, 휴지기 탈모, 스트레스성 탈모 등으로 구분된다. 남성형 탈모는 유전적 원인과 남성 호르몬인 안드로겐(androgen)이 중요한 인자로 알려져 있다. 여성형 탈모 중 일부도 남성 호르몬의 영향으로 정수리 부분에 한정되어 증상이 진행된다. 원형 탈모증은 자가면역 질환과 관계가 있으며 자각증상 없이 진행된다. 휴지기 탈모증은 내분비 질환, 영양 결핍, 약물 사용, 출산, 발열, 수술 등의 심한 신체적, 정신적 스트레스 후 발생하는 일시적인 탈모다. 이는 모발의 일부가 생장 기간을 다 채우지 못하고 휴지기 상태로 변하면서 빠지는 현상이다. 마지막으로 스트레스성 탈모는 말 그대로 과도한 스트레스 때문에 생긴다. 스트레스가 교감신경을 자극하여 모세혈관이 수축하면 혈액순환에 장애가 생긴다. 그러면 원활한 영양공급을 저해하고 내분비계통의 이상을 초래해서 신진대사 기능을 떨어뜨린다.

탈모의 원인은 내적 요인과 외적 요인으로 나눌 수 있다. 내적 요인으로는 체질적 유전, 남성 호르몬의 작용, 스트레스, 병적인 원인, 혈액순환 장애, 영양결핍, 피지분비 이상 등 여러 가지 요인을 들 수 있다. 외적 요인으로는 잘못된 생활습관, 환경오염의 문제, 두피의 문제, 화학약품 또는 모발 스타일링제의 오남용 등이 있다.

나는 2002년부터 두피 관리 센터를 운영해왔다. 두피 관리는 스케일링과 영양 공급 같은 외적 관리로 이루어진다. 몸속 장부가 아니라 머리 표면을 관리하는 것이다. 이는 외적 요인으로 인한 탈모인 경우에는 효과가 좋다. 그런데 문제는 내적 요인으로 인한 탈모다. 내가 이어테라피를 공부하게 된 계기도 스트레스, 호르몬 같은 탈모의 내적 원인을 해결할 수 없을까 하는 고민 때문이었다.

탈모 관리를 받으러 오는 고객들을 보면 유전적인 요인은 거의 없는데도 모발이 빠지는 20~30대의 연령대가 많다. 두피 관리를 해도 효과가 없다면 유전을 제외한 내적 요인으로 인한 게 분명하다. 예를 들어, 스트레스는 직접적인 원인은 아니지만 탈모를 가속화시키는 이차적인 원인이 될 수 있다.

실제로 탈모 관리로 개선되지 않는 이들에게 이어테라피를 적용하자 탈모가 개선되는 것을 보고 나는 이어테라피를 탈모에도 적용하기 시작했다. 이어테라피에서의 탈모 관리는 자율신경, 구뇌, 뇌간, 내분비, 신장 등의 혈점을 자극해 내적인 균형을 유지하도록 도와준다.

탈모는 우리 몸속의 건강 상태가 외적으로 표현되는 것일 수 있다. 그러니 아무리 두피 관리를 받아도 소용이 없다면 몸속을 들여다볼 필요가 있다.

귀 마사지하기

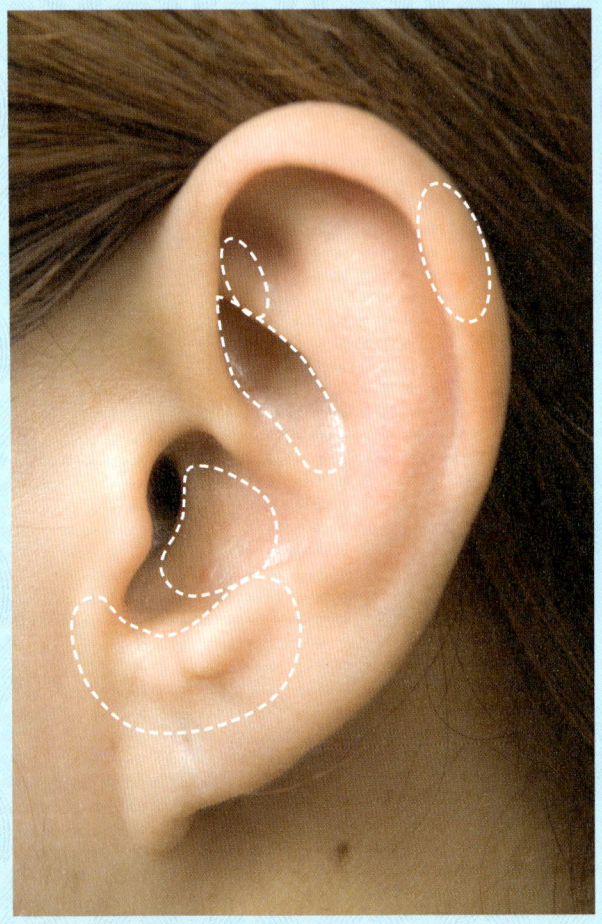

간, 담, 신장, 방광, 폐, 대장 등 전체적인 기관의 건강에 도움이 되도록 해야 하며, 여러 호르몬들의 불균형 또한 원인이라는 인식 하에 관리한다. 뇌, 피질하, 자율신경과 정수리, 옆머리 혈점을 자극하며, 내분비 혈점 및 스트레스와 관련이 있는 신경쇠약점을 지속적으로 관리하는 것이 좋다.

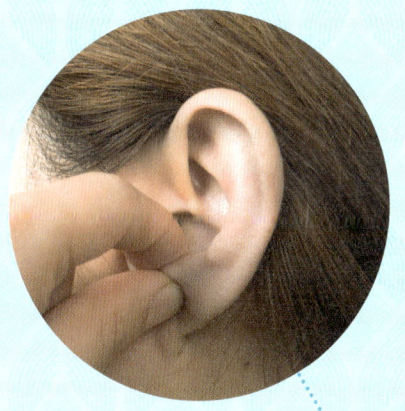

STEP 1

대이병에서 내부비 혁적까지 엄지와 검지를 이용하여 골고루 마사지한다.

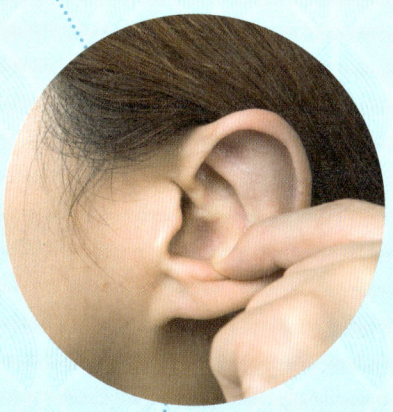

STEP 2

대이륜의 목과 경추 부분을 골고루 마사지한다.

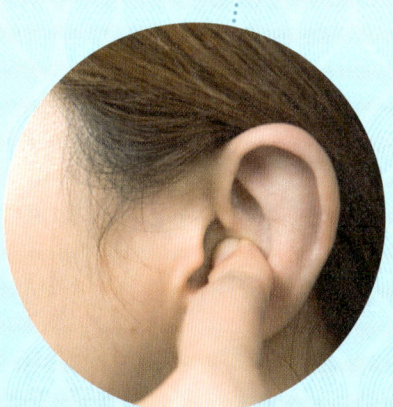

STEP 3

폐, 심장이 있는 이갑강(귓구멍의 아랫부분)을 강하게 눌러서 자극한다.

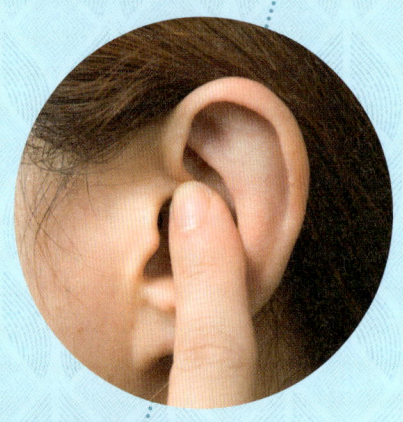

STEP 4

소화기가 있는 이륜각을 검지를 이용하여 강하게 지압한다.

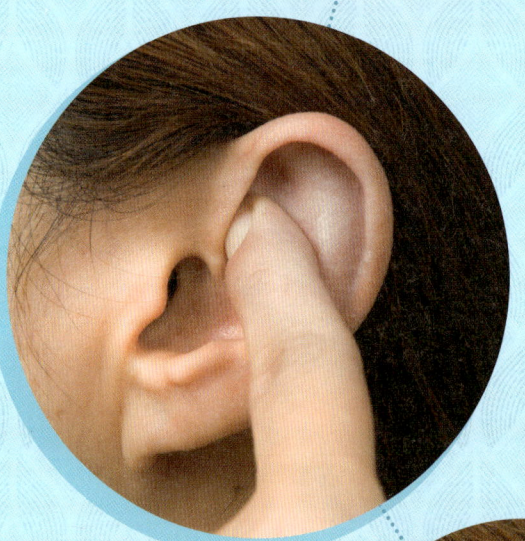

★ POINT

STEP 5

이갑정 안쪽의 신장, 간 부위를 검지를 이용하여 지압한다.

TIP | 검지가 들어가지 않을 때는 굵은 면봉을 이용하여 안에서 바깥으로 자극한다. 20회 이상 실시하면 좋다.

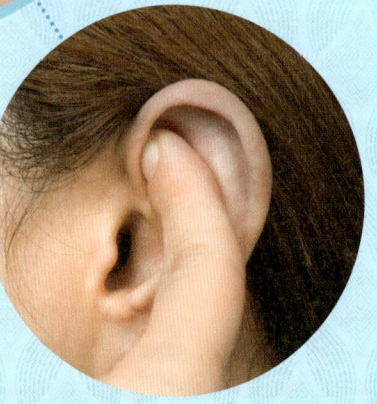

STEP 6

자율신경이 있는 대이륜하각을 누르듯이 자극한다.

• 각 부위를 10회 이상 자극한다. 반대쪽 귀도 똑같이 실시한다.

● 보인석 건강볼 부착하기

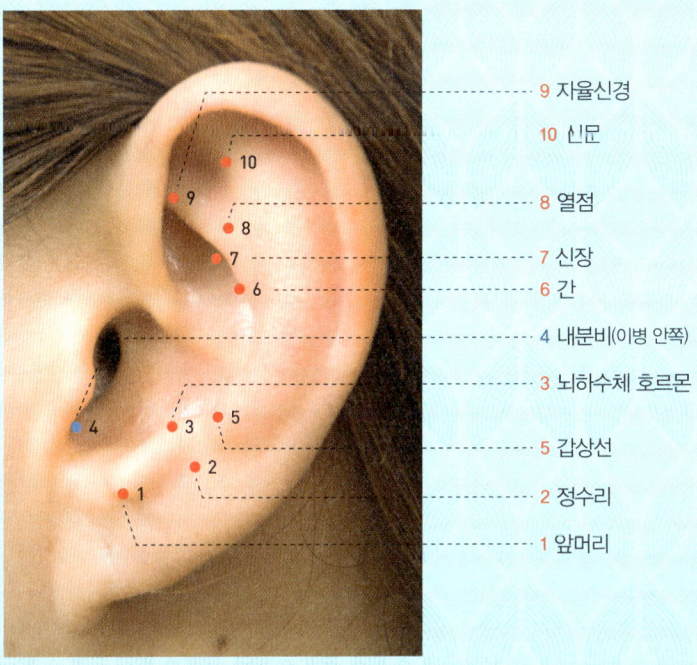

- 9 자율신경
- 10 신문
- 8 열점
- 7 신장
- 6 간
- 4 내분비(이병 안쪽)
- 3 뇌하수체 호르몬
- 5 갑상선
- 2 정수리
- 1 앞머리

혈점의 기능

1. **앞머리** : 전두통, 눈을 밝게
2. **정수리** : 정수리 통증, 탈모 예방
3. **뇌하수체 호르몬** : 내분비 조절
4. **내분비** : 호르몬 관리, 부신 기능 강화, 염증성 피부 질환
5. **갑상선** : 갑상선 기능 조절, 체온 조절
6. **간** : 만성피로, 안과 질환, 혈액 정화, 소화효소 분해
7. **신장** : 내분비 질환, 노폐물 배설, 수분대사
8. **열점** : 말초 혈관 확장, 혈액순환 촉진, 피부미용
9. **자율신경** : 자율신경 기능 조절, 혈관 질환
10. **신문** : 각종 원인으로 오는 통증, 염증성 질환

- 보인석 참고하기(57쪽)
- 반대쪽 귀에도 똑같이 부착한다.
- 파란색 점은 귀 안쪽에 위치한 혈점을 뜻한다.

스트레스를 방치하면
자율신경이 무너진다

자율신경계는 내분비계와 더불어 심혈관, 호흡, 소화, 비뇨기 및 생식기관, 체온조절계, 동공 등의 기능을 조절해 신체의 항상성을 유지해주는 역할을 한다. 교감신경과 부교감신경이 조화를 이루지 못하면 자율신경계의 조절이 제대로 이루어지지 않는데, 이 경우를 자율신경실조증이라고 한다.

자율신경계에 이상이 생기면 내분비계를 비롯해 심혈관, 호흡, 소화, 비뇨기 및 생식기관의 기능이 모두 영향을 받을 수 있다. 두통, 현기증, 위액 분비의 이상, 발한, 두드러기, 맥박과 혈압의 불안정, 수족 떨림 등의 증세가 주기적으로, 또는 지속적으로 나타날 수 있다. 또 특별한 질병이 없는데도 설사, 변비, 멀미, 비만, 체중 감소, 불면증, 성기능 장애 등이 나타날 수 있다.

자율신경계 이상은 그 원인에 따라 경과가 다양하게 나타난다. 수개월 후 호전되기도 하지만 일부 만성적으로 악화되기도 한다. 여러 가지 증상들이 복합적으로 오는데, 막상 병원에 가서 검사를 해보면 정상인 경우가 많다. 최근에 30대 남성이 찾아왔는데, 소화가 안 되고 편두통이 심하며, 설사와 변비 증상이 번갈아 생긴다고 했다. 그래서 가슴이 답답하고 심장이 두근거리며 밤에는 잠을 잘 수가 없다고도 했다. 소화기내과, 심장내과, 정신과 등 몇 개의 병원을 동시에 다니고 있는 상태였다.

귀를 통한 건강 체크를 해보니 심장 혈점 부위가 붉었고 신문의 혈점에서 대이륜상각 쪽으로 혈관이 확장되어 있었다. 자율신경 혈점 부위도 붉게 헐어 있었다. 문진을 통해 원인을 분석하는 과정에서 아버지가 최근에 갑작스런 교통사고로 돌아가시고, 업무로 인한 스트레스를 많이 받고 있는 상황이라는 것을 알았다. 그래서 집에서 하루 10분 정도 귀의 대이병과 이갑강 부위를 마사지하게 했다. 피로회복과 마음의 안정, 스트레스를 해결하기 위한 방법이다.

센터에서도 관리를 해주었다. 1주일에 2회 귀 마사지를 30분 정도 골고루 해주었고, 대이병 부위에 위치한 자율신경의 집합체인 구뇌, 뇌간, 뇌, 피질하, 자율신경, 심장, 심포, 신경쇠약구 등에 보인석을 부착하였다.

첫날부터 명현반응이 나타났다. 귀가 많이 아프면서 몸이 나른하고 몸살이 나서 다음 날 출근을 못했다고 했다. 두 번째 관리 이후로도 몸이 나른하고 잠이 와서 주말 동안 내내 잠만 잤다고 했다. 그러나 한 달 정도 후에는 두통이 사라지고, 소화도 잘되고 잠도 잘 자게 되면서 그동안의 증상들이 거의 사라졌다.

이 남성의 경우 극도의 스트레스로 인해 자율신경 중에서 교감신경이 항진되어 있는 상태였으나, 이어테라피를 통해 자율신경의 밸런스를 맞추어가는 과정에서 나른한 증상이 동반된 것이다. 나른한 증상은 가장 많이 나타나는 명현반응으로 평소 긴장된 생활을 하는 사람에게 특히 많이 나타난다. 이럴 때는 몸의 반응대로 푹 쉬어주면 몸이 더욱 빠르게 회복된다.

귀 마사지하기

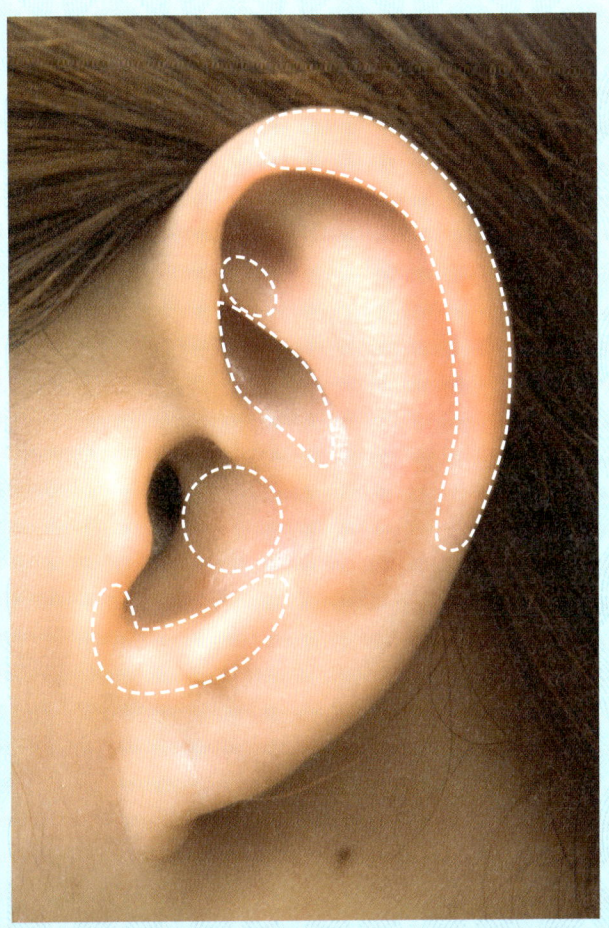

이어테라피를 실시할 때는 머리 쪽의 뇌, 뇌간, 피질하를 비롯해 내부 장기의 혈점이 전체적으로 자극되도록 이갑강과 이갑정을 골고루 마사지한다. 대이병과 이병 부위도 골고루 자극되도록 하고, 이륜(귓바퀴) 전체를 마사지하는 것이 좋다.

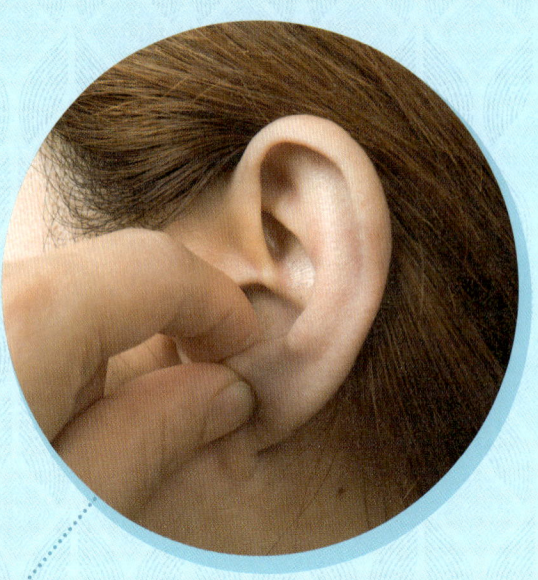

STEP 1

대이병에서 내분비 혈점까지 엄지와 검지를 이용하여 골고루 마사지한다. 뇌하수체 호르몬, 자율신경 집합체인 구뇌, 뇌, 뇌간이 있는 대이병을 위쪽으로 잡아당겨준다.

STEP 2

폐, 심장이 있는 이갑강(귓구멍의 아랫부분)을 강하게 눌러서 자극한다.

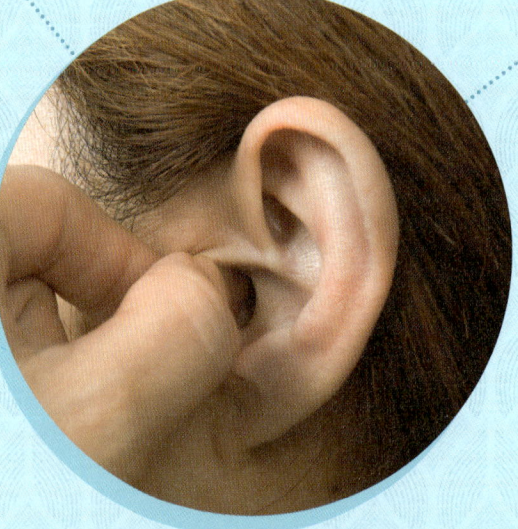

STEP 3

이병 부위의 안쪽과 바깥쪽을 꼬집듯이 비틀어 마사지한다. 특히 내분비 혈점을 많이 자극한다.

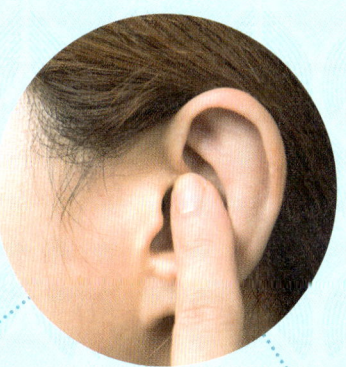

STEP 4

소화기가 있는 이륜각을 검지를 이용하여 강하게 지압한다.

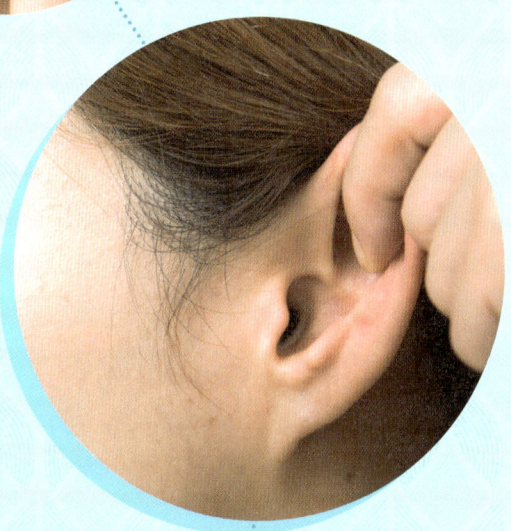

STEP 5

이갑정 안쪽의 신장과 간 부위를 검지를 이용하여 지압한다.

TIP | 검지가 들어가지 않을 때는 굵은 면봉을 이용하여 안에서 바깥으로 자극한다. 20회 이상 실시하면 좋다.

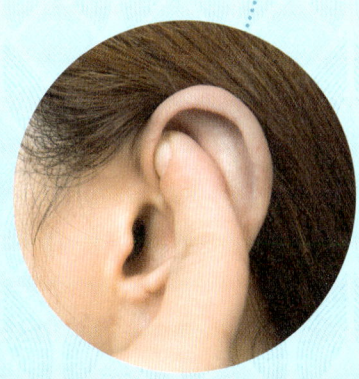

STEP 6

자율신경이 있는 대이륜하각을 누르듯이 자극한다.

• 각 부위를 10회 이상 자극한다. 반대쪽 귀도 똑같이 실시한다.

● 보인석 건강볼 부착하기

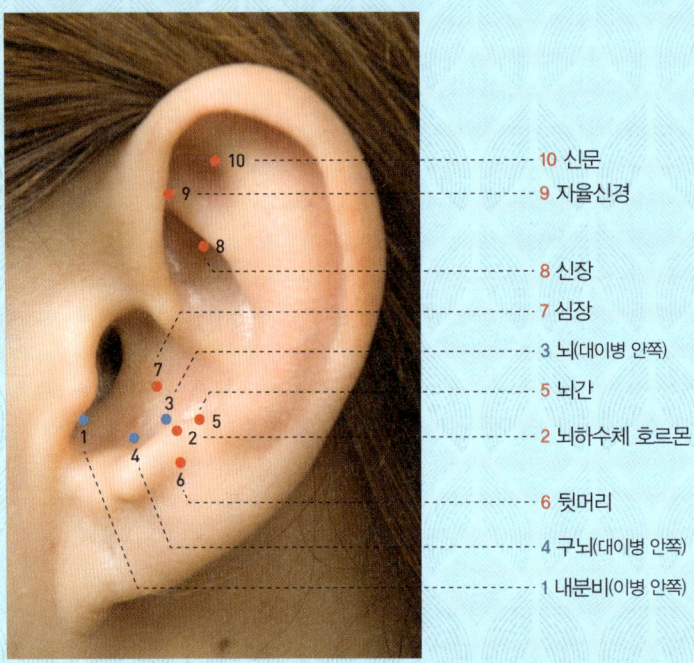

10 신문
9 자율신경
8 신장
7 심장
3 뇌(대이병 안쪽)
5 뇌간
2 뇌하수체 호르몬
6 뒷머리
4 구뇌(대이병 안쪽)
1 내분비(이병 안쪽)

혈점의 기능

1. **내분비** : 호르몬 관리, 염증성 피부 질환, 갱년기 장애
2. **뇌하수체 호르몬** : 내분비 조절, 당뇨병
3. **뇌** : 뇌 관련 질환, 신경, 내분비, 소화기 질환
4. **구뇌** : 자율신경 조절, 내분비 조절, 염분 조절
5. **뇌간** : 뇌혈관 장애, 체온, 수면, 섭식, 수분 조절
6. **뒷머리** : 후두통, 각종 어지럼증, 정신 안정
7. **심장** : 심장계통 질환, 신경계통 질환, 불면증
8. **신장** : 내분비 질환, 노폐물 배설, 수분대사
9. **자율신경** : 자율신경 기능 조절, 긴장 해소, 혈관 질환
10. **신문** : 각종 원인으로 오는 통증, 뇌 건강

- 보인석 참고하기(57쪽)
- 반대쪽 귀에도 똑같이 부착한다.
- 파란색 점은 귀 안쪽에 위치한 혈점을 뜻한다.

감기, 초기에 잡는 이어테라피 방법

내 이어테라피 강의를 들으러 오는 사람들은 학생, 교수, 회사원, 주부 등 직업이 아주 다양하다. 그중 대체요법에 관심이 많은 내과의사가 있었는데, 그는 강의 첫 시간에 혈점들을 다 외울 정도로 관심도 많았고 상당히 열심히 공부했다. 그가 이토록 많은 관심을 보였던 이유는 둘째아이가 몸이 많이 허약해서 감기를 자주 앓았는데, 이어테라피를 꾸준히 하면서 감기에 잘 걸리지 않게 되고 건강해졌다는 것이다. 그때부터 관심을 가지고 공부를 시작했고, 공부하는 동안에도 지인들을 많이 관리해주었다.

한의학에서는 감기를 '감모(感冒)'나 '상한(傷寒)'으로 부른다. 혹은 '바람과 추위'라는 뜻의 '상풍(傷風)'이라고도 한다. 감기는 인체의 방어기능인 면역력이 약화되거나 외부의 좋지 않은 기운으로 인해 발병한다. 감기 바이러스가 공기 중에 존재하다가 호흡기를 통해 감염되는 것이다. 혹은 감기 환자의 분비물이 묻어 있는 수건 등을 만진 후

그 손으로 눈이나 코, 입 등을 비벼도 감기 바이러스에 감염된다.

　감기는 재채기, 코막힘, 콧물, 인후통, 기침, 미열, 두통 및 근육통과 같은 가벼운 증상으로 시작된다. 외부 환경의 영향으로 증상이 시작되지만 인체 스스로가 감기에 대항하는 능력이 떨어지면 감기는 점점 심해진다. 그래도 몸이 건강한 상태라면 일주일 정도 지나면 쉽게 호전될 수 있다. 그렇지 못한 사람은 한번 감기에 걸리면 만성적으로 이차적인 질병을 호소하곤 한다. 예를 들면, 부비동염, 중이염, 후두염, 기관지염, 폐렴 등의 합병증으로 이어지거나 뇌막염, 뇌염, 심근염 등의 전신 합병증으로 심화되기도 한다.

　나 또한 환절기에는 어김없이 감기에 걸리곤 했었다. 그러나 이어테라피를 시작한 후로는 감기에 대한 두려움 없이 매 겨울을 보내고 있다. 감기 증상이 나타남과 동시에 합병증이 생기기 쉬운 기관의 혈점을 마사지해서 보호하기 때문이다. 먼저 호흡기, 코, 목, 내분비 혈점 그리고 이병에 있는 병첨, 신상선을 자주 마사지한다. 물론 보인석 건강볼도 부착한다. 이처럼 감기에 걸렸다고 생각되면 신속하게 이어테라피를 실시해야 더 심한 증상이나 합병증을 막을 수 있다.

　또 체내의 면역력을 강화하는 관리 방법을 병행한다. 외출 후에는 규칙적으로 손을 씻고, 손으로 코나 눈을 만지지 않는다. 충분한 휴식과 균형 잡힌 식사, 적당한 운동으로 건강을 유지해서 감기에 대한 면역력을 키우고, 사람이 많이 모이는 곳이나 감기 환자와의 직접 접촉을 피하는 것이 좋다.

　비타민 C도 도움이 된다. 미국의 노벨상 수상자이자 비타민의 아버

지라 불리는 라이너스 폴링 박사는 비타민 C가 바이러스의 공격 능력을 약화시키고 백혈구 면역세포를 강화해 자연치유력을 증가시킨다고 했다. 또한 세포의 콜라겐 합성을 증가시켜 바이러스의 세포 간 이동을 막으며, 바이러스에 대한 인체의 저항력을 증가시킨다고 했다. 비타민C 하루 권장량은 남자는 90mg, 여자는 70mg, 임산부 및 노인은 120mg이지만 감기에 걸린 경우는 빠른 개선 효과를 위해서는 3g 이상까지 복용할 수 있다.

귀 마사지하기

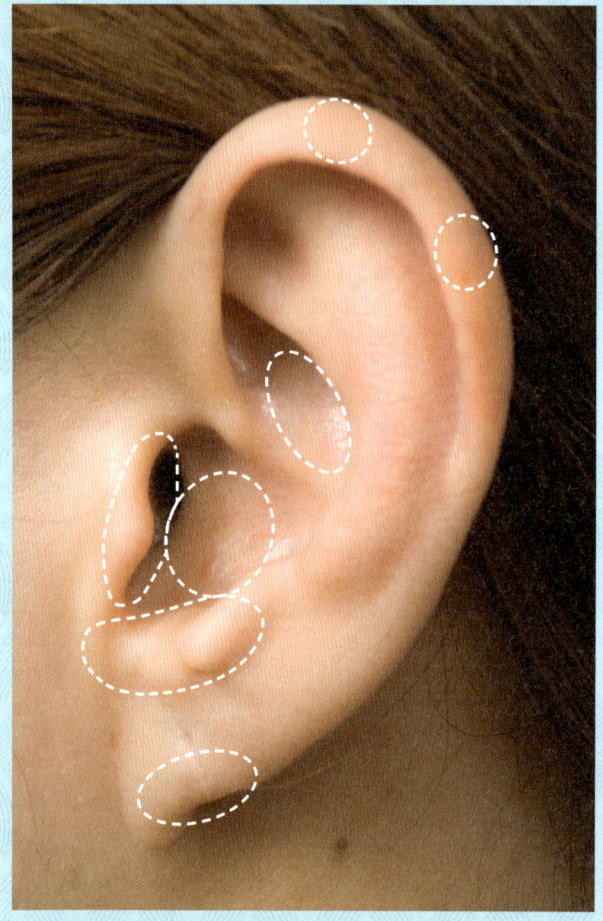

이병 부분의 병첨, 신상선을 자극한다. 뇌가 있는 대이병 부위부터 엄지와 검지를 이용하여 자극한다. 대이병을 골고루 자극하면 내분비 혈점까지 연결되어 자극이 된다. 얼굴 전체에 해당하는 이수의 편도와 이첨 부분을 자극하는 것도 도움이 된다.

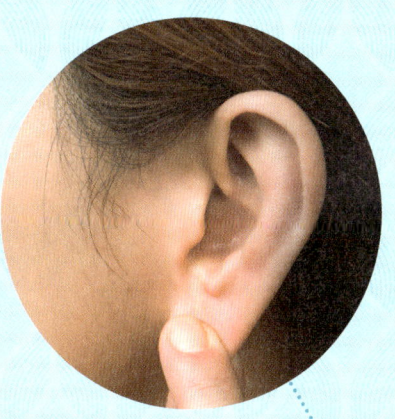

STEP 1

이수 끝부분(펍두)을 뾰족한 도구를 이용하여 자극한다.

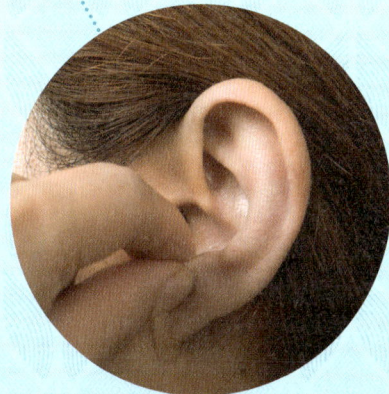

STEP 2

대이병과 내분비 혈점을 엄지와 검지를 이용하여 골고루 마사지한다.

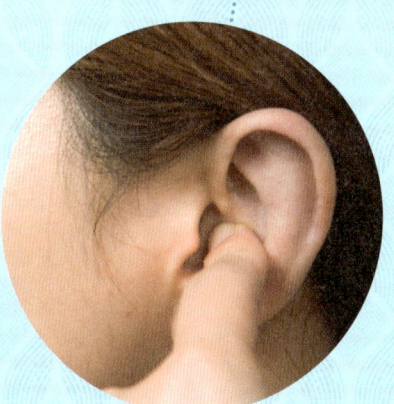

STEP 3

폐, 심장이 있는 이갑강(귓구멍의 아랫부분)을 강하게 눌러서 자극한다.

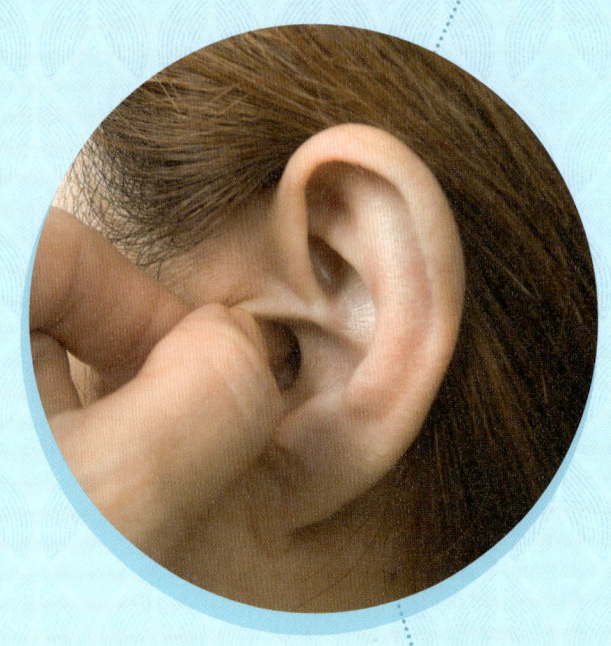

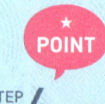

STEP 4

인후 질환에 효과가 뛰어난 이병 부위의 안쪽과 바깥쪽을 꼬집듯이 비틀어 마사지한다.

TIP | 감기나 비염이 있는 경우 통증이 느껴질 정도로 강하게 자극한다.

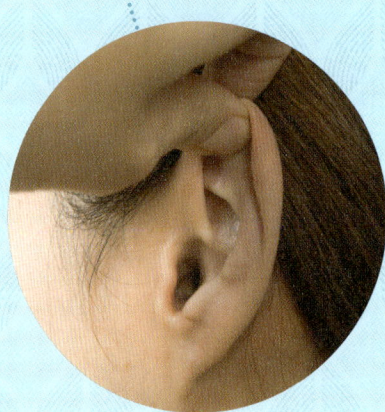

STEP 5

이점 부위와 귓바퀴를 전체적으로 지압한다.

• 각 부위를 10회 이상 자극한다. 반대쪽 귀도 똑같이 실시한다.

● 보인석 건강볼 부착하기

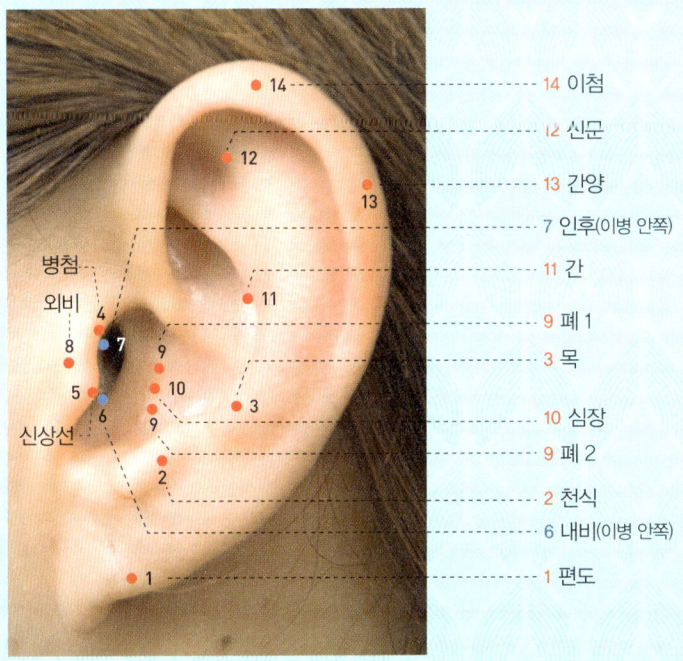

- 14 이첨
- 12 신문
- 13 간양
- 7 인후(이병 안쪽)
- 11 간
- 9 폐 1
- 3 목
- 10 심장
- 9 폐 2
- 2 천식
- 6 내비(이병 안쪽)
- 1 편도

혈점의 기능

1. 편도 : 급만성 편도염, 인후염
2. 천식 : 기침, 해소, 천식
3. 목 : 급만성 편도염, 목 결림
4. 병첨 : 인체의 염증, 진정, 진통, 해열작용
5. 신상선 : 각종 염증성 질환, 알레르기 억제, 면역기 질환
6. 내비 : 코감기, 비염
7. 인후 : 급만성 편도염, 인후염, 목감기, 비염
8. 외비 : 코감기, 비염
9. 폐 1, 폐 2 : 호흡기 질환, 비염, 감기, 천식
10. 심장 : 심장계통 질환, 신경계통 질환, 불면증
11. 간 : 만성피로, 혈액정화, 소화효소 분해
12. 신문 : 각종 원인으로 오는 통증, 염증성 질환
13. 간양 : 간 기능 개선, 만성피로 회복, 안과 질환
14. 이첨 : 해열, 소염작용, 정신계통 질환

- 보인석 참고하기(57쪽)
- 반대쪽 귀에도 똑같이 부착한다.
- 파란색 점은 귀 안쪽에 위치한 혈점을 뜻한다.

즐거운 여행의 불청객, 멀미 예방법

멀미는 몸이 흔들릴 때 어지럼증, 메스꺼움, 구토, 두통 등의 증상이 나타나는 현상이다. 차멀미, 뱃멀미, 비행기멀미 등과 같이 몸은 가만히 있는데 시야가 움직일 때, 즉 몸이 수동적으로 움직일 때 나타난다. 전정감각(평형감각)과 시각 자극의 불일치로 인해 나타나는 것이다.

새로운 감각 정보는 대뇌 중추로 전달되는데, 평형기관을 통해 들어오는 여러 감각이 과거 경험에서 예상되는 것과 다르면 감각들이 통일되지 못하고 서로 충돌하면서 멀미가 생긴다. 그런데 대뇌로 전달되는 신호는 충돌을 감소하는 방향으로 맞추어나가므로 결국에는 시간이 지나면서 새로운 상황에 적응하게 된다. 그래서 차멀미나 뱃멀미는 계속 타다 보면 없어진다.

멀미는 모든 사람에게 나타날 수 있지만 3세부터 12세까지의 어린이는 성인보다 멀미를 많이 한다. 반면 전정신경 발달이 미숙한 2세 이하의 유아는 멀미를 거의 하지 않는다. 그리고 나이가 들수록 줄어들어 50세 이후에는 거의 하지 않는다. 성별로 보자면 여성이 남성보다 조금 많은 편이다.

멀미가 있는 경우에는 전체적으로 자율신경이 안정을 찾을 수 있도록 해야 한다. 어지럼증을 동반하는 경우, 구토를 동반하는 경우, 두통을 동반하는 경우를 모두 살펴서 관리해야 한다. 어지럼증의 예방을 위해서는 뇌, 옆머리, 뒷머리, 자율신경과 내이(속귀)를 관리하며, 구토를 방지하기 위해서는 위, 식도, 분문, 횡경막 등 소화기를 관리한다. 또 두통을 방지하기 위해서는 뇌, 뇌간, 피질하를 관리한다.

나의 딸은 초등학교 때부터 멀미가 아주 심했다. 차를 타고 견학을 가거나 멀리 여행을 갈 때에는 멀미 때문에 구토와 어지럼증으로 많이 힘들어했다. 그래서 여행 가기 전날에 이어테라피를 해주었더니 다음 날 멀미가 나지 않았다. 혹시 내가 바빠서 출발 전날이 아니라 출발 당일에 이어테라피를 해주면 출발할 때는 멀미를 약간 하는 정도이고, 돌아올 때는 멀미를 하지 않는다. 이처럼 여행 당일보다 출발 전날에 이어테라피를 해주면 더 효과가 좋으니 꼭 활용해보기 바란다.

귀 마사지하기

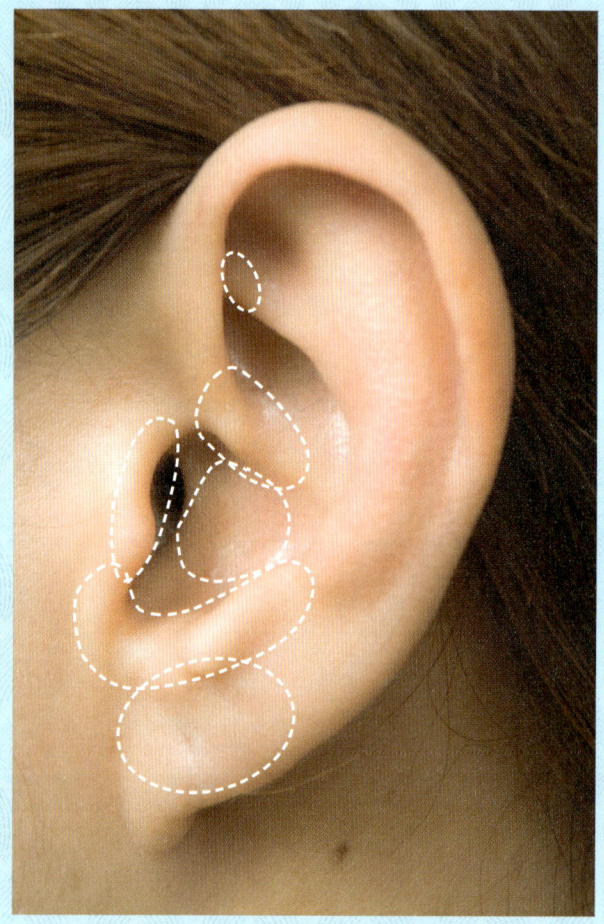

전체적으로 자율신경이 안정을 찾을 수 있도록 하고 어지럼증, 구토, 두통을 동반하는 경우 모두를 살펴서 관리한다. 어지럼증의 예방을 위해 뇌, 옆머리, 뒷머리, 자율신경과 속귀를 자극하며, 구토를 방지하기 위해 위, 식도, 분문, 횡격막 등 소화기를 자극한다.
두통을 방지하기 위해서는 뇌, 뇌간, 피질하를 마사지한다.

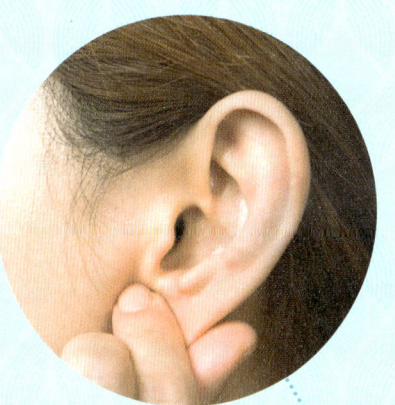

STEP 1

얼굴에 해당하는 이수 부위를 진제직으로 지압힌디.
이수 내이 부위를 많이 자극한다.

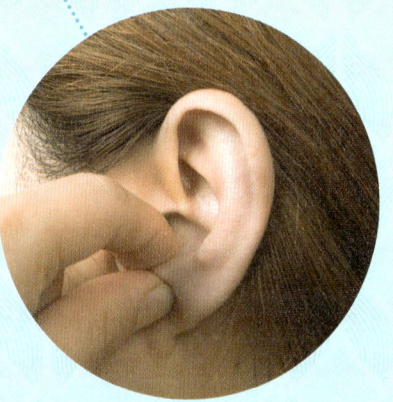

STEP 2

대이병에서 내분비 혈점까지 엄지와 검지를 이용하여 골고루 마사지한다.

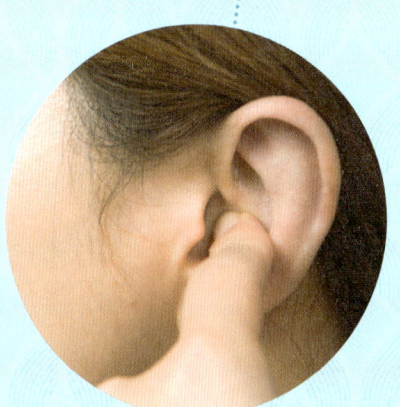

STEP 3

폐, 심장이 있는 이갑강(귓구멍의 아랫부분)을 강하게 눌러서 자극한다.

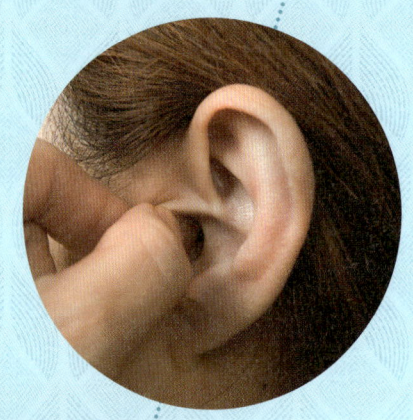

STEP 4

이병 부위의 안쪽과 바깥쪽을 꼬집듯이 비틀어 마사지한다.

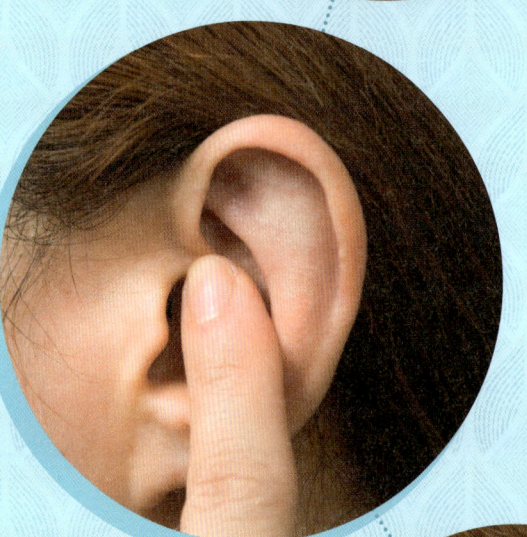

POINT

STEP 5

소화기(입, 식도, 분문, 위)가 있는 이륜각을 검지를 이용하여 강하게 지압한다.

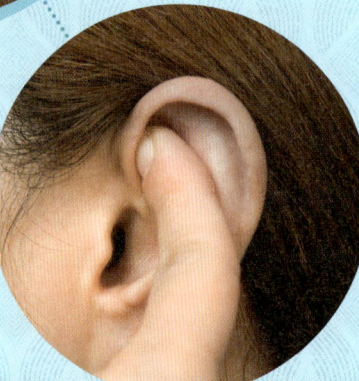

STEP 6

자율신경이 있는 대이륜하각을 누르듯이 자극한다.

• 각 부위를 10회 이상 자극한다. 반대쪽 귀도 똑같이 실시한다.

● 보인석 건강볼 부착하기

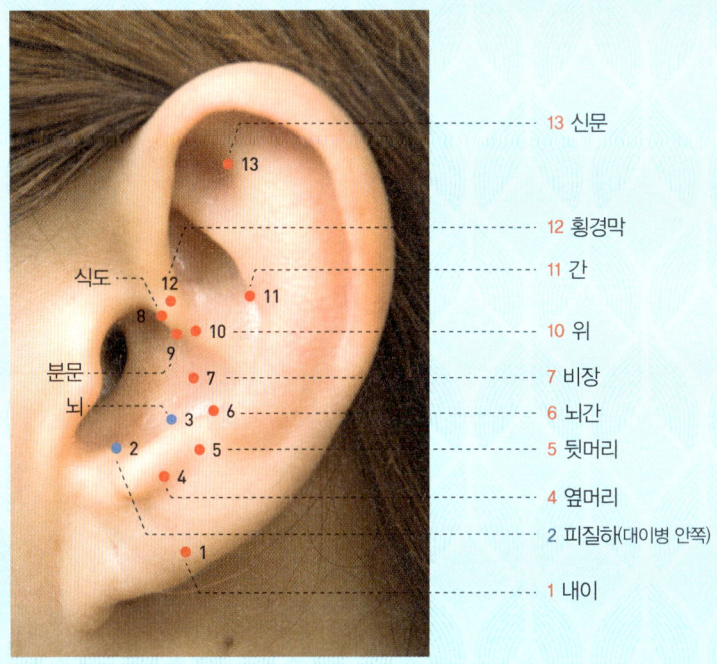

혈점의 기능

1. **내이** : 난청, 중이염, 평형감각 상실, 어지럼증
2. **피질하** : 소화기 계통, 심혈관계통, 신경계통
3. **뇌** : 뇌 관련 질환, 신경, 내분비, 소화기 질환
4. **옆머리** : 편두통, 청력 감퇴, 멀미
5. **뒷머리** : 후두통, 각종 어지럼증, 진정작용
6. **뇌간** : 뇌혈관 장애, 체온, 수면, 섭식, 수분조절
7. **비장** : 소화기계통 질환, 질병 후 쇠약, 설사
8. **식도** : 역류성 식도염, 구토, 멀미
9. **분문** : 소화불량, 구토
10. **위** : 소화불량, 위염, 위궤양
11. **간** : 만성피로, 소화효소 분해
12. **횡격막** : 횡격막 경련 완화, 딸꾹질, 흉통
13. **신문** : 각종 원인으로 오는 통증, 중독성 질환

- 보인석 참고하기(57쪽)
- 반대쪽 귀에도 똑같이 부착한다.
- 파란색 점은 귀 안쪽에 위치한 혈점을 뜻한다.

2

여성의 몸과 마음을 치유한다

갱년기 장애를 극복하게 돕는 이어테라피

여성의 갱년기는 폐경을 전후로 내분비나 정신적, 신체적 변화가 일어나는 1~3년 동안의 기간을 말한다. 여성의 생식 기능이 소실되면서 성숙기에서 노년기로 넘어가는 시기다. 갱년기를 보통 여성에게만 나타나는 것으로 오해하는 사람도 많은데, 사실 남성에게도 갱년기는 있다. 남성은 주로 성 능력이 감퇴되는 현상이 나타난다.

갱년기는 보통은 40대 후반, 50세 전후로 찾아온다. 이때 나타나는 여러 징후를 갱년기 장애라고 한다. 난소의 기능이 노화로 인해 저하되면서 여성 호르몬인 에스트로겐과 프로게스테론이 적게 나오기 때문에 몸속 호르몬의 불균형이 일어나게 된다. 쉽게 피곤해지고 잠을 설치거나 사소한 일에도 신경이 쓰이고 걱정거리가 많아졌다고 느끼기도 한다. 이유 없이 가슴이 답답해지고, 만사가 다 귀찮은 느낌이 들기 시작한다면 갱년기 증상이 시작된다고 봐야 할 것이다.

이런 증상은 혈액순환과 자율신경 조절에 문제가 생겨 나타나는데

구체적인 증상으로 안면홍조, 냉증, 흥분감, 심계항진, 부정맥, 부종 등이 있다. 요통, 관절통, 근육통 같은 운동 기능에도 장애가 올 수 있고 두통, 현기증, 불면증, 이명증, 우울증과 불안감, 기억력 감퇴가 있을 수도 있다. 심리적 증세로는 무력감, 불안, 초조, 불면증, 두통 등이 나타나며 가정적, 사회적 소외감도 느낄 수 있다.

내가 진행하는 이어테라피 강의의 수강생 중에 40대 중반의 여성이 있었다. 그녀는 병원에서 근무하는 간호사로, 과중한 업무와 스트레스 때문인지 30대 후반에 조기폐경이 왔다고 했다. 나른함과 얼굴 화끈거림, 골다공증 등 갱년기 증상을 많이 앓고 있었다.

나는 그녀의 귀에서 호르몬 자리를 집중적으로 마사지하고 보인석으로 첨압을 해주었다. 그녀는 업무를 못할 정도로 귀가 너무 아프고 열이 나며, 몸이 나른한 호전반응이 무척 심했다고 했다. 더 이상 귀에 보인석을 부착하기 힘들 정도였다. 그래서 호르몬과 자궁 혈점을 매일 30분씩 직접 마사지하라고 했다. 그렇게 한 달 후 다시 보인석을 부착하게 했다. 3개월을 꾸준히 마사지하고 보인석을 부착하는 이어테라피를 받자, 놀랍게도 다시 생리를 하게 되었다. 몸도 조금씩 회복이 되었다.

폐경은 여성으로 살면서 자연스럽게 다가오는 신체적 변화의 한 과정으로 여기며, 누구나 겪는 노화의 자연 현상이다. 너무 걱정하거나 두려워하기보다는 담담하게 받아들이는 태도가 필요하다. 중요한 것은 여성 호르몬의 분비의 감소, 내분비계의 변화, 자율신경 조절의 문제로 생기는 다양한 육체적, 정신적 증상들을 어떻게 극복해나갈 것인가 하는 문제다. 그리고 이를 위해 효과적인 방법을 적용하는 것이다.

갱년기 장애로 힘들어하는 사람이 있다면 여러 증상들을 동시에 관리하는 방법으로 이어테라피를 선택해보길 바란다. 더불어 커뮤니티 활동, 레저, 스포츠, 여행 등 취미활동에도 적극적으로 관심을 가지고 참여하면 갱년기 증상들을 현명하게 극복할 수 있을 것이다.

귀 마사지하기

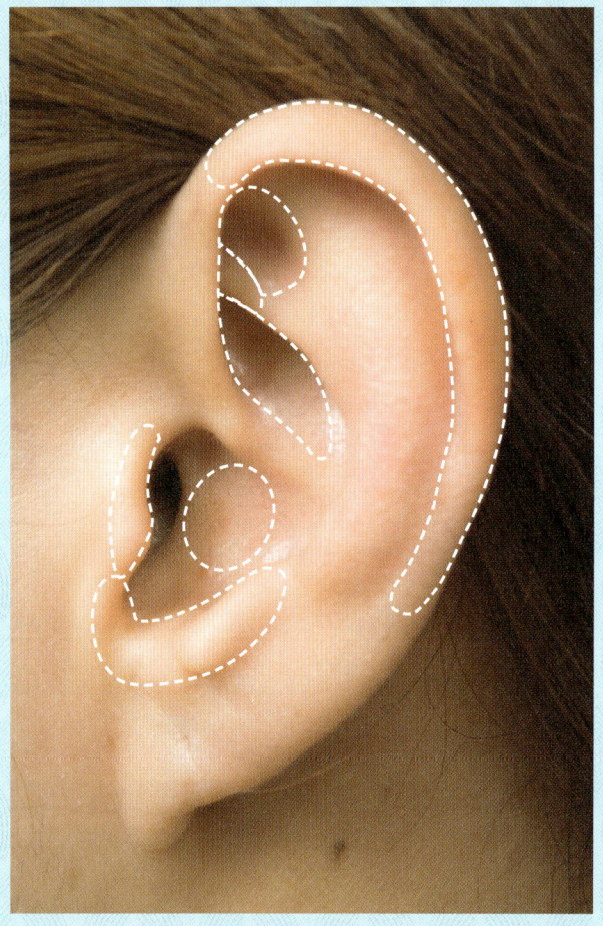

뇌가 있는 대이병 부위부터 엄지와 검지를 이용하여 마사지한다. 대이병을 골고루 자극하면 여성 호르몬과 관계 있는 난소혈과 내분비 혈점까지 연결되어 자극이 된다. 얼굴 전체에 해당하는 이수와 자율신경이 있는 대이륜하각 또한 자극하면 도움이 된다.

STEP 1

내이병에서 내분비 열점까지 엄지와 검지를 이용하여 골고루 마사지한다.

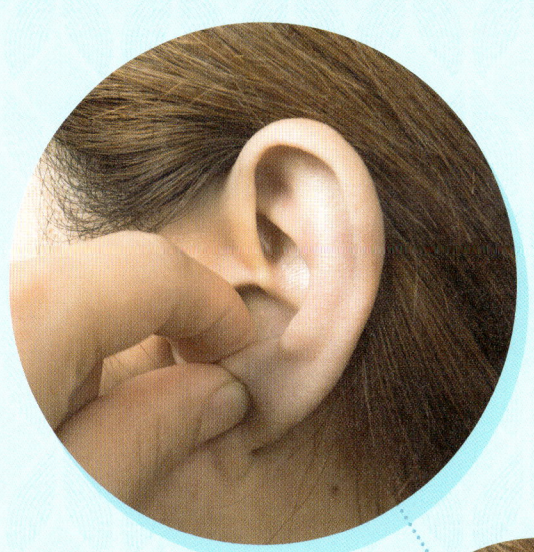

STEP 2

이병 부위의 안쪽과 바깥쪽을 꼬집듯이 비틀어 마사지한다.

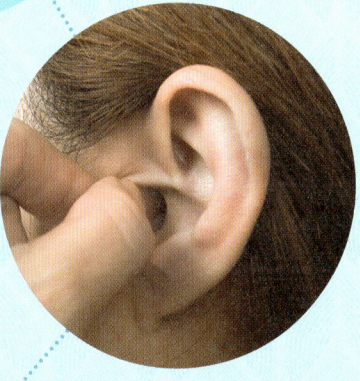

STEP 3

자율신경이 있는 대이륜하각을 누르듯이 자극한다.

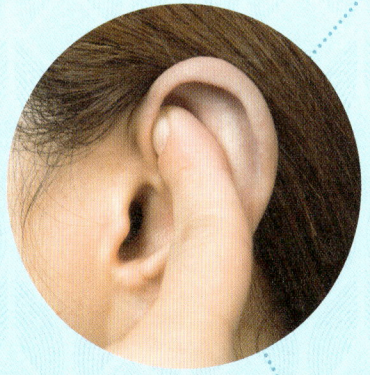

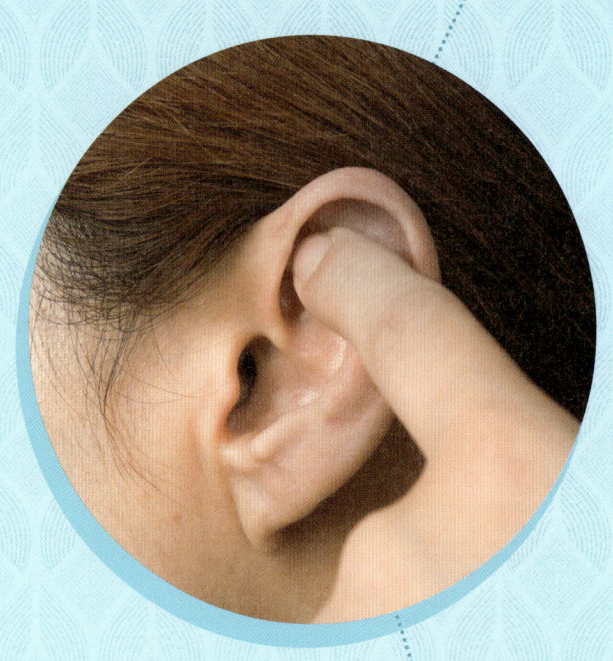

POINT

STEP **4**

자궁혈이 있는 삼각와를 누르듯이 자극한다.

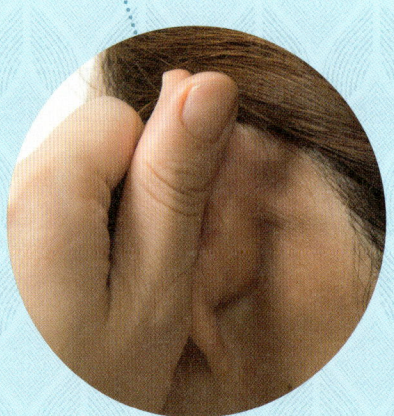

STEP **5**

귓바퀴 이륜 전체를 마사지한다.

• 각 부위를 10회 이상 자극한다. 반대쪽 귀도 똑같이 실시한다.

● 보인석 건강볼 부착하기

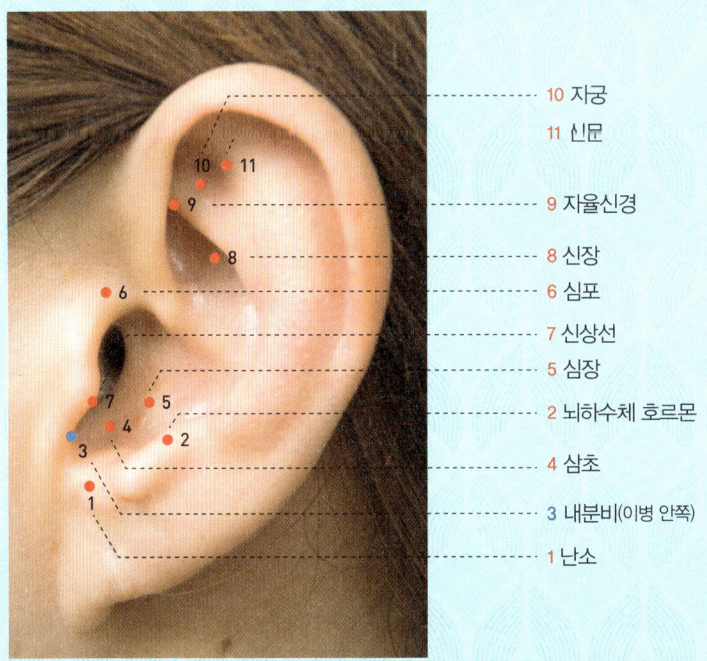

혈점의 기능

1. **난소** : 각종 부인과 질환, 생리불순, 생리통, 갱년기 장애
2. **뇌하수체 호르몬** : 내분비 조절
3. **내분비** : 호르몬 관리, 부신 기능 강화, 갱년기 장애
4. **삼초** : 만성질환, 신진대사 조절
5. **심장** : 심장계통 질환, 신경계통 질환
6. **심포** : 가슴이 답답할 때, 심장이 두근거릴 때
7. **신상선** : 각종 염증성 질환, 면역기 질환, 여성생식기 질환
8. **신장** : 내분비 질환, 노폐물 배설, 수분대사, 호르몬 조절
9. **자율신경** : 자율신경 기능 조절, 여성 호르몬 질환
10. **자궁** : 자궁 질환, 생리통 생리불순, 갱년기 장애
11. **신문** : 각종 원인으로 오는 통증, 염증성 질환, 갱년기 장애

- 보인석 참고하기(57쪽)
- 반대쪽 귀에도 똑같이 부착한다.
- 파란색 점은 귀 안쪽에 위치한 혈점을 뜻한다.

부작용 없는 생리통과 생리불순 관리

생리통과 생리불순은 젊은 여성들에게서 특히 많이 나타나는 증상이다. 얼마 전 한 여대에서 강의를 할 때 학생들에게 물었더니 80% 이상이 생리전증후군이나 생리통이 있다고 대답했다. 생리통은 가임기 여성이 생리를 할 때 특별한 이상 징후 없이 주기적인 통증을 보이는 것을 말한다. 원발성 생리통과 골반 내의 병리적 변화로 나타나는 속발성 생리통으로 나누어진다.

원발성 생리통은 대개 배란이 규칙적으로 일어나기 시작하는 초경 후, 대부분 10~20대의 여성에게서 나타난다. 자궁내막의 프로스타글란딘 생성이 증가하면서 월경 시 자궁 근육이 강하게 수축되어 통증을 유발한다. 꼬리뼈(요추천추) 부위의 통증이 동반되거나 앞쪽 허벅지까지 통증이 뻗어갈 수 있으며, 구토, 메스꺼움, 설사 등의 증상도 나타날 수 있다.

속발성 생리통은 골반 내 이상 징후와 관련되어 나타나는 주기적인 생리통이다. 월경 시작 1~2주 전부터 시작되어 생리가 끝난 후에도 수일간 지속될 수 있다. 자궁내막증, 난관염, 골반염, 자궁 내 장치, 자궁 근종, 난소 낭종, 자궁 내 폴립, 자궁 기형, 자궁경부 협착 등이 원인이 될 수 있다.

한편 생리불순이란 불규칙한 생리를 말한다. 생리가 아주 없거나, 생리주기가 빠르거나, 혈량이 너무 적거나 많아서 고통이 심한 것을 포함한다. 여성이 과도한 스트레스를 받았을 때 나타나는 질환 중 하나다. 생리불순은 무배란 또는 희소배란에 의해서도 나타날 수 있는데, 다낭성 난소 증후군, 스트레스나 섭식 장애(거식증 또는 폭식증), 갑상선 기능저하증 같은 내분비 질환 등이 원인이 된다.

생리통과 생리불순의 경우 가장 중요하게 생각해야 할 것은 호르몬 불균형이다. 일반적으로 간편한 치료 방법으로 경구용 피임약을 선택하는 경우가 많다. 그러나 부작용이 나타날 수 있어 복용에 주의를 기울이는 것이 좋다.

이어테라피는 부작용 없이 생리통에 빠른 효과를 볼 수 있는 치유법이다. 실제로 몇몇 여학생에게 생리 일주일 전에 2회 정도 보인석을 부착하게 해보았더니, 진통제를 먹었던 학생들도 약을 먹지 않아도 될 정도의 효과가 있었다.

이어테라피는 포괄적으로 여성의 호르몬 관리에 도움을 줄 수 있는 운동법과 귀 자극 방법을 활용한다. 생식기 부분이 모여 있는 삼각와 부분과 내분비 및 난소점에 중점을 두어 꾸준히 관리하는 것이 도움이 된다. 단, 생리 때 이어테라피를 하면 생리 양이 늘 수도 있다. 생리

중에 예민하고 우울해지는 경우에는 심장과 심포 혈점을 추가해서 관리하면 마음이 편안해지고 우울한 증상에 도움이 된다.

또한 삼각와 부분의 현재 모습을 잘 관찰함으로써 자신의 건강 상태를 체크해볼 수 있다. 가령 탈설(각질)이 심하거나 여드름, 수포과 같은 변형이 있으면 부인과 검사를 주기적으로 실시하는 것이 좋다.

귀 마사지하기

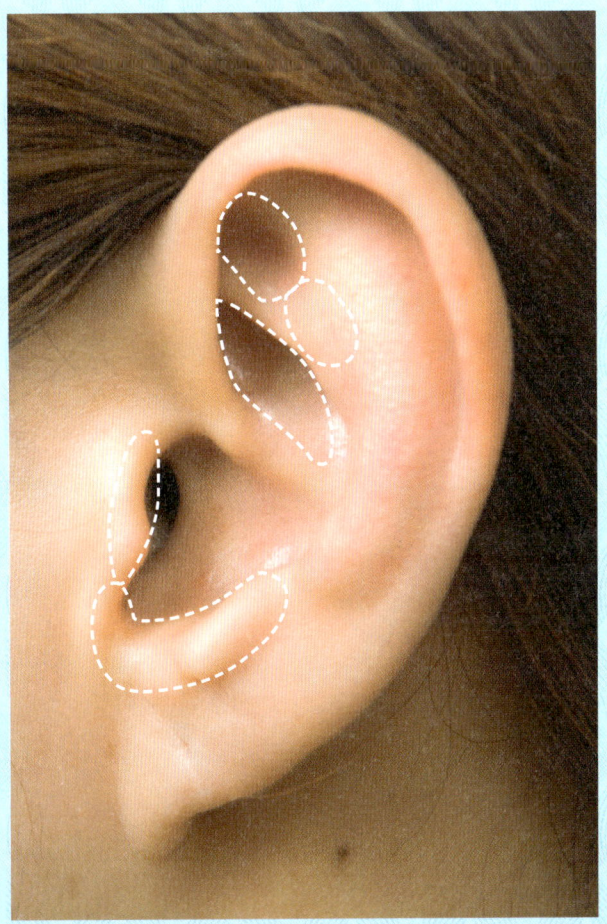

뇌가 있는 대이병부터 이병까지 엄지와 검지를 이용하여 자극한다. 대이병과 이병을 골고루 자극하면 여성 호르몬과 관계있는 난소혈과 내분비 혈점까지 연결되어 자극이 된다.
자율신경이 있는 대이륜하각, 생식기가 있는 삼각와를 자극하는 마사지도 도움이 된다.

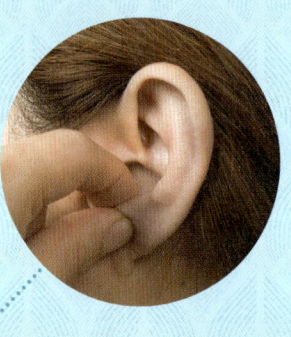

STEP 1

대이병에서 내분비 혈점까지 엄지와 검지를 이용하여 골고루 마사지한다.

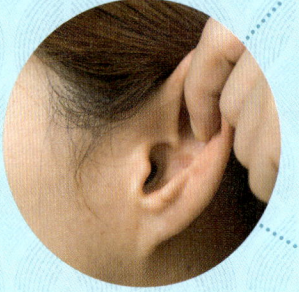

STEP 2

복부에 해당하는 이갑정을 전체적으로 지압한다.

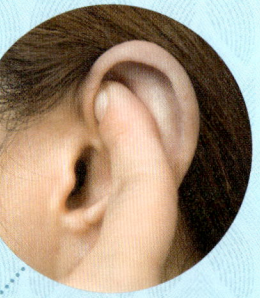

STEP 3

자율신경이 있는 대이륜하각을 누르듯이 자극한다.

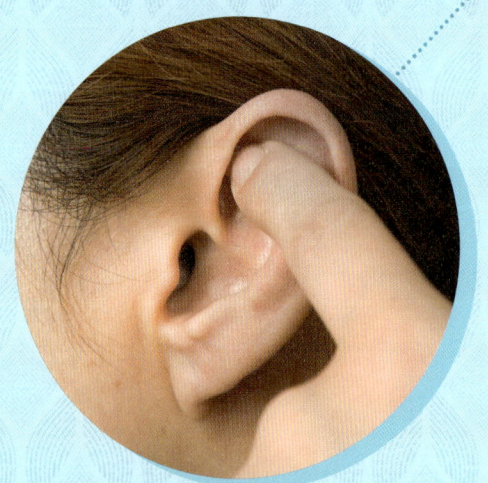

POINT

STEP 4

자궁혈이 있는 삼각와를 누르듯이 자극한다.

TIP | 생리통이 심할 때는 생리 일주일 전부터 삼각와를 강하게 자극하면 도움이 된다. 5분 이상 반복한다.

- 각 부위를 10회 이상 자극한다. 반대쪽 귀도 똑같이 실시한다.

• 보인석 건강볼 부착하기

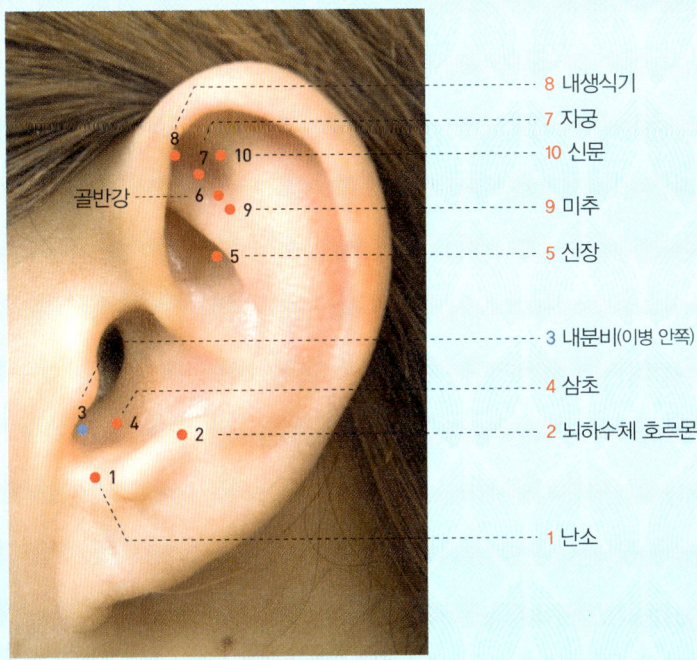

골반강
8 내생식기
7 자궁
10 신문
9 미추
5 신장
3 내분비(이병 안쪽)
4 삼초
2 뇌하수체 호르몬
1 난소

혈점의 기능

1. 난소 : 각종 부인과 질환, 생리불순, 생리통, 갱년기 장애
2. 뇌하수체 호르몬 : 내분비 조절
3. 내분비 : 호르몬 관리, 부신기능 강화, 갱년기 장애
4. 삼초 : 만성 질환, 신진대사 조절
5. 신장 : 내분비 질환, 노폐물 배설, 수분대사
6. 골반강 : 생리통, 생리불순, 골반염
7. 자궁 : 자궁 질환, 생리통, 생리불순, 갱년기 장애
8. 내생식기 : 산부인과 모든 질환, 내생식기 질환
9. 미추 : 허리통증, 엉덩이 통증, 생리통
10. 신문 : 각종 원인으로 오는 통증, 염증성 질환, 중독성 질환

- 보인석 참고하기(57쪽)
- 반대쪽 귀에도 똑같이 부착한다.
- 파란색 점은 귀 안쪽에 위치한 혈점을 뜻한다.

여드름, 호르몬을 관리하라

여드름은 염증성 피부 질환으로 얼굴, 목, 가슴, 등, 어깨 부분에 주로 발생한다. 남녀 모두 사춘기가 되면 성호르몬의 분비로 인해 안드로겐 호르몬이 증가하게 된다. 이 호르몬은 모낭 피지샘을 키우므로 피지샘은 많은 양의 피지를 분비하게 된다.

그래서 여드름은 사춘기 청소년기에만 나타난다고 생각할 수도 있다. 그러나 성인에게도 여드름은 큰 고민거리 중 하나다. 10대 초반에 발생해서 20대 전후에 증상이 심해질 수도 있으며, 30대나 40대에게도 나타날 수 있기 때문이다. 성인 여드름은 주로 여성에게서 3배 이상 많이 나타난다. 또 사춘기 여드름과는 달리 턱과 입 주위에 더 많이 발생하는 특징을 보인다.

여드름이 발생하는 원인은 어느 한 가지만으로 설명되는 것은 아니고 여러 가지 인자가 복합적으로 작용한다고 할 수 있다. 기후 변화 같은 환경 요인과 불규칙한 수면, 식생활의 영향, 스트레스, 체질적 원인 등으로 인해 성인 여드름은 꾸준히 증가하고 있다. 특히 성인 여성의 경우 피부에 맞지 않는 화장품 사용, 음주와 흡연, 스트레스, 약물, 기름기가 많은 음식, 생리로 인한 호르몬 불균형에 주의해야 한다.

여드름의 흉터는 정도에 따라서 미용적인 문제가 되기도 하므로 심리적인 불안감을 줄 수 있으며, 특히 외모에 민감한 사람에게는 큰 스트레스가 된다. 따라서 평상시에 여드름의 관리와 치료에 관심을 갖는 것이 좋다.

한번은 건축설계 일을 하는 30대 여성이 찾아왔다. 20대 초반까지는 여드름이 없었는데 20대 후반에 직장 생활을 하면서 화농성(붉게 곪는 여드름) 여드름이 생겼다. 잠을 충분히 못 자고 업무로 인한 스트레스를 많이 받아서인 것 같았다. 피부과에서 여드름을 짜고 레이저 치료도 많이 받았지만 관리를 받을 때만 호전되고 다시 심해지는 만성적인 트러블을 가지고 있었다.

나는 우선 그녀의 귀를 관찰해 건강 체크를 해보았다. 난소 혈점과 삼각와(자궁) 부위에 블랙헤드(검은 반점), 탈설, 붉음증 등 이상 증세가 있었기에 호르몬의 불균형이 있을 것이라고 봤다. 그래서 호르몬 균형에 도움이 되도록 관리했고, 3개월 정도 관리를 하자 상당히 개선되었다.

이어테라피는 성인 여드름의 경우 개인의 체질적 요인을 파악한 뒤 장 기능의 균형을 맞추고 소화기능이 좋아지도록 하는 관리를 해서 전체적으로 면역력을 증강시키는 방법을 취한다. 얼굴에 열이 많거나 체내 독소가 있는 경우에도 여드름이 재발하기 쉬우므로 여드름

증상이 악화되는 것을 막는 내적 관리 방법을 적용한다. 즉 인체 내부의 신장, 간, 폐, 대장 혈점을 자극해서 기혈 순환을 도와주어 면역력을 증강시키는 것이다. 또 여성의 경우 여성 호르몬 관리에 도움이 되는 난소혈과 열점, 턱 혈점 부위에도 귀 마사지를 실시한다.

귀 마사지하기

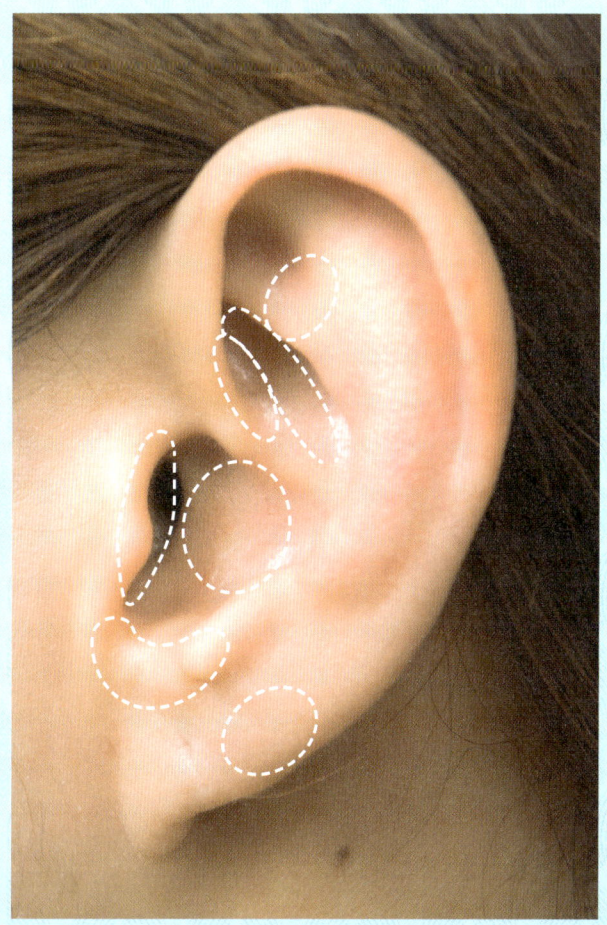

신장, 간, 폐, 대장의 혈점을 자극하여 기혈 순환을 도와줌으로써 면역력을 증강시켜보자.
여성 호르몬 관리에 도움이 되는 난소혈과 열점, 턱 혈점 부위에도 귀 마사지를 실시한다.

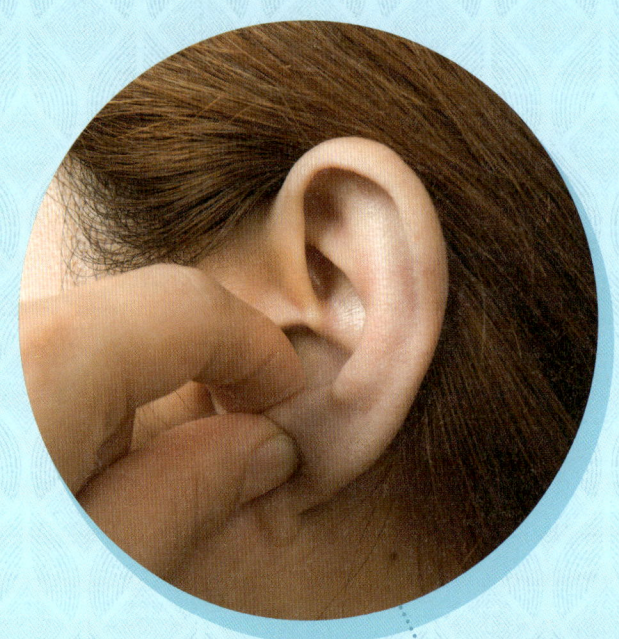

POINT

STEP 1

내분비 혈점을 엄지와 검지를 이용하여 골고루 마사지한다. 호르몬이 있는 대이병 부위를 엄지와 검지를 이용하여 위쪽으로 잡아당겨준다.

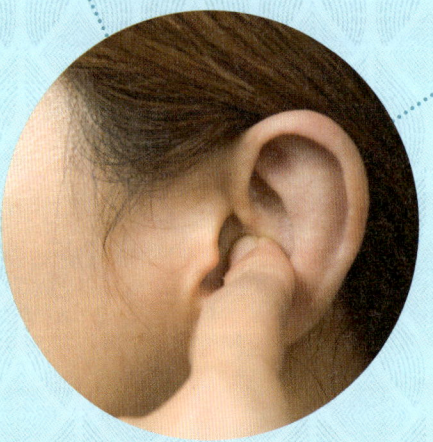

STEP 2

폐, 심장이 있는 이갑강(귓구멍의 아랫부분)을 강하게 눌러서 자극한다.

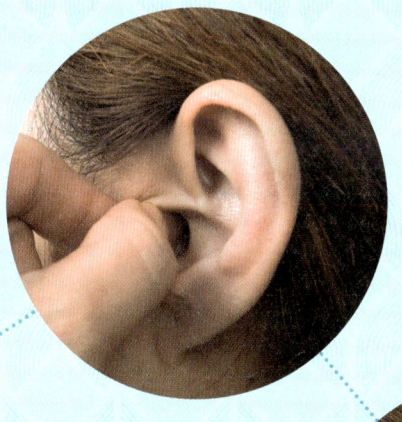

STEP 3

호르몬이 있는 이병 부위의 안쪽과 바깥쪽을 꼬집듯이 비틀어 마사지한다.

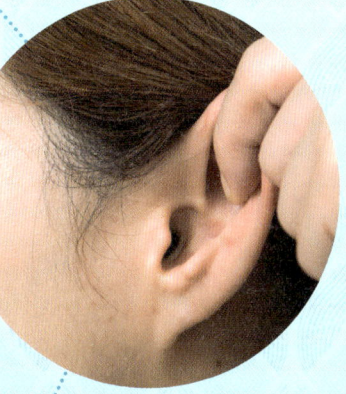

STEP 4

이갑정 안쪽의 신장 부위를 검지를 이용하여 지압한다.

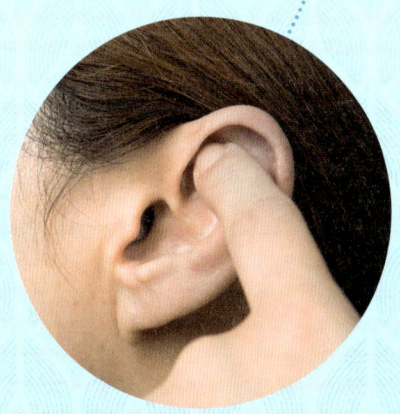

STEP 5

자궁혈이 있는 삼각와를 누르듯이 자극한다.

• 각 부위를 10회 이상 자극한다. 반대쪽 귀도 똑같이 실시한다.

• 보인석 건강볼 부착하기

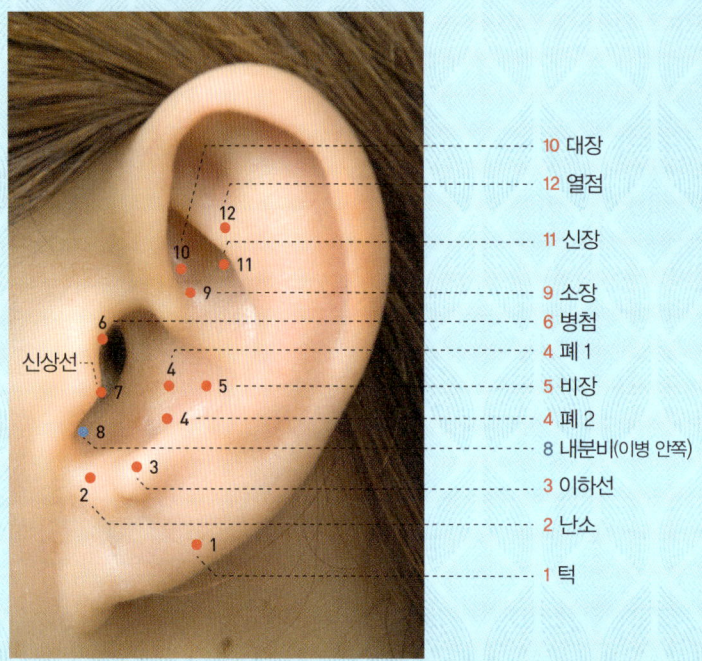

혈점의 기능

1. 턱 : 턱관절 이상, 치통, 얼굴선 관리, 턱 여드름
2. 난소 : 각종 부인과 질환, 생리불순, 생리통, 갱년기 장애
3. 이하선 : 각종 피부 질환, 스트레스성 알레르기
4. 폐 1, 폐 2 : 호흡기 질환, 피부 질환
5. 비장 : 소화기계통 질환, 부종
6. 병첨 : 인체의 염증, 진정, 진통, 해열작용
7. 신상선 : 각종 염증성 질환, 알레르기 억제, 면역기 질환
8. 내분비 : 호르몬 관리, 염증성 피부 질환
9. 소장 : 소화불량, 변비, 피부 질환
10. 대장 : 과민성 대장증상, 변비, 설사, 피부 질환
11. 신장 : 내분비 질환, 노폐물 배설, 수분대사
12. 열점 : 말초 혈관 확장, 혈액순환 촉진, 피부미용

- 보인석 참고하기(57쪽)
- 반대쪽 귀에도 똑같이 부착한다.
- 파란색 점은 귀 안쪽에 위치한 혈점을 뜻한다.

비만, 식욕 호르몬을 조절하라

현대인은 활동량은 부족한데 열량은 높은 음식을 과도하게 섭취하거나 과식하는 식습관으로 비만이 되는 경우가 많다. 혹은 렙틴이나 그렐린 같은 식욕조절물질 분비의 불균형 등도 비만의 원인이 될 수 있다. 수면부족, 우울증, 스트레스와 같은 심리적 요인 또한 비만의 중요한 원인이 될 수 있다. 여성의 경우에는 폐경 이후 여성 호르몬이 떨어지면서 남성과 비슷하게 배가 나오기 시작하므로 복부비만의 위험이 커지게 된다.

비만은 건강상의 문제는 물론 자신감이 부족해지면서 우울증, 스트레스 등으로 이어지기도 한다. 고도비만으로 갈수록 직장을 갖지 못하거나 저소득층에 속할 가능성이 높다는 연구 결과도 있다. 그러므로 비만의 치료는 외모상의 문제뿐 아니라 질병을 예방하고 삶의 질을 높이며 사회 적응력을 높이는 중요한 요소가 되었다.

다이어트에 관해서는 아마 누구나 잘 알고 있을 것이다. 흔히 음식을 제한하거나 식사 습관을 바꾸는 방법, 신체 활동량을 늘려 신진대사를 증가시키는 방법을 사용한다. 그런데 다이어트로 체중을 줄였다고 해도 요요현상 없이 체중을 유지하는 것 또한 상당히 어려운 일이다.

비만 관리를 할 때는 단순히 과체중만을 비만으로 보지 말고 체지방의 양과 근육의 양을 확인하는 것이 바람직하다. 체지방이 많이 쌓이면 몸 안에 염증 반응이 많아져서 당뇨병, 고혈압, 고지혈증, 심뇌혈관계 질환, 암 등 다양한 질병의 원인이 된다.

따라서 마른 체형이면서 체지방률이 높은 경우도 과체중과 마찬가지로 비만 관리를 해줘야 한다. 반면 체중은 많이 나가지만 근육량이 더 많은 경우라면 과격하게 체중을 줄일 필요는 없을 것이다. 이처럼 자신의 상태를 파악하고 적절한 체중 관리를 해야 건강해질 수 있다.

과체중인 사람은 먹는 것을 조절하기 어려운 경우가 대부분이라 비만을 더욱 악화시킨다. 심리적 요인인 우울증과 스트레스, 외로움, 분노 등의 감정 또한 복부비만과 내장지방의 축적에 영향을 주고 에너지 균형을 무너뜨려서 심장과 폐의 기능을 저하시킨다.

이어테라피의 비만 관리는 직접적으로 살을 빼준다는 개념보다는 식욕 호르몬 등을 조절해서 살찌는 음식을 먹고 싶은 생각이 들지 않게 해주는 보조적인 역할을 한다. 식욕과 관련이 있는 기점, 갈점을 포함하는 이병 부위를 비롯해 뇌, 뇌간, 구뇌, 입, 식도, 분문이 있는 이륜각을 많이 자극해주면 도움이 된다. 식욕은 체내의 호르몬과 관련이 있으므로 내분비와 자율신경 혈점을 자극해주는 것이 좋다. 단순히 단식을 유도하기보다는 개인의 식습관을 바꾸는 데 도움이 되도록 갈점, 기점의 다이어트 혈점을 자극하는 것이다.

    실제로 이어테라피를 통한 비만 관리를 받은 고객들은 "예전에는 주로 튀김류나 라면과 같은 인스턴트가 맛이 있었는데 최근에는 과일이나 채소가 더 좋아졌어요."라는 반응을 보인다. 물론 그 효과나 명현반응은 개인마다 좀 차이가 있다. 빠르게 식욕 억제가 되는 경우도 있지만 반대로 식욕이 더 왕성해지는 경우도 있다. 식욕이 왕성해지는 경우에도 일시적인 현상이니 좀 더 꾸준히 관리를 하면 서서히 좋아질 것이다.

귀 마사지하기

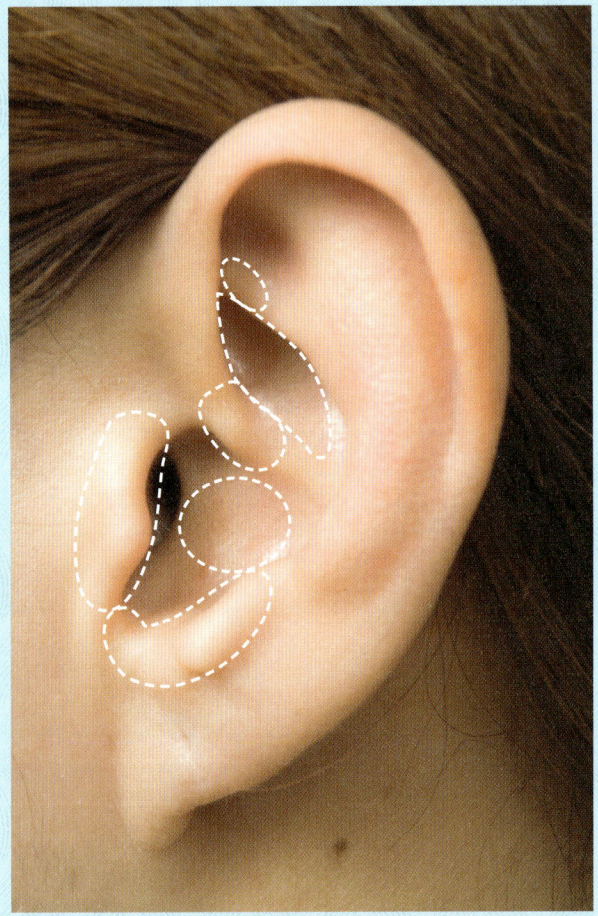

이어테라피는 식욕과 관련이 있는 기점, 갈점을 포함하는 이병 부위를 비롯해서 뇌, 뇌간, 구뇌 그리고 입, 식도, 분문이 있는 이륜각을 많이 자극한다. 식욕 또한 체내의 호르몬과 연관이 있으므로 내분비와 자율신경 혈점을 함께 자극해주는 것이 좋다.

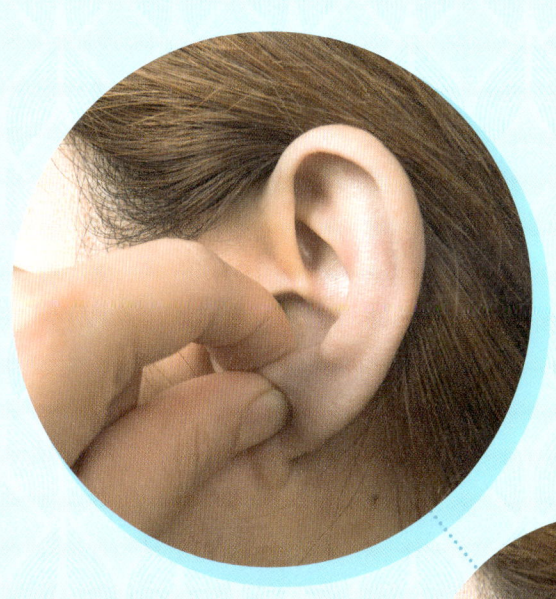

POINT

STEP **1**

대이병에서 내분비 혈점까지 엄지와 검지를 이용하여 골고루 마사지한다.

STEP **2**

비장이 있는 이갑강(귓구멍의 아랫부분)을 강하게 눌러서 자극한다.

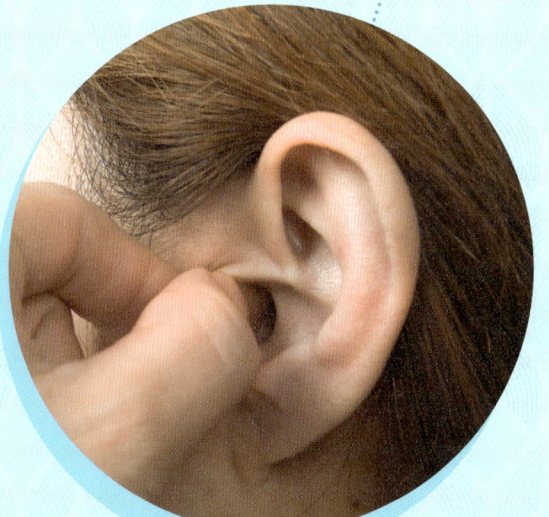

POINT

STEP **3**

갈점, 기점이 있는 이병 부위의 안쪽과 바깥쪽을 꼬집듯이 비틀어 마사지한다.

PART 3. 주요 증상에 따른 이어테라피

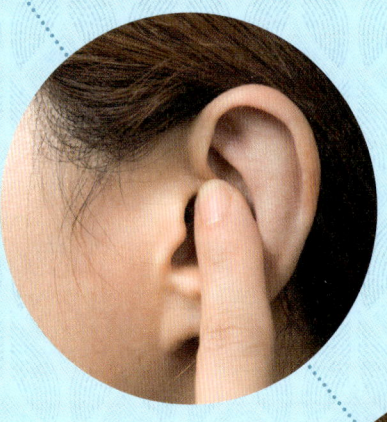

STEP 4

소화기가 있는 이륜각을 검지를 이용하여 강하게 지압한다.

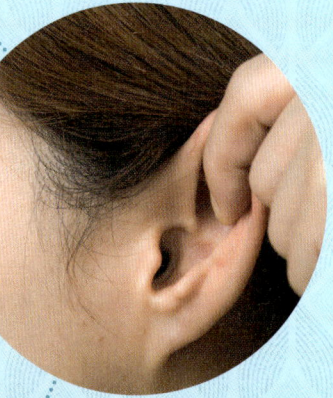

STEP 5

이갑정 안쪽의 신장과 간 부위를 검지를 이용하여 지압한다.

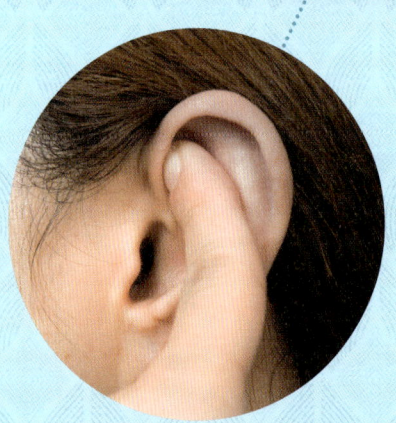

STEP 6

자율신경이 있는 대이륜하각을 누르듯이 자극한다.

- 각 부위를 10회 이상 자극한다. 반대쪽 귀도 똑같이 실시한다.

보인석 건강볼 부착하기

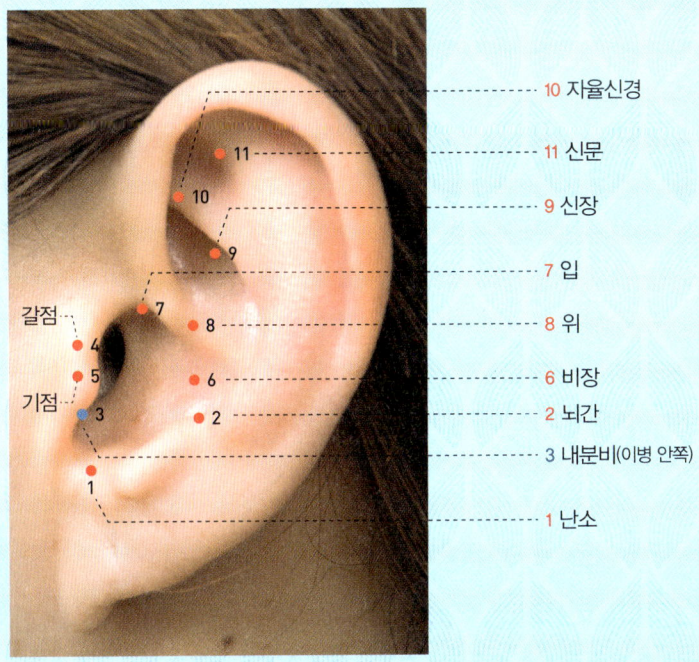

혈점의 기능

1. **난소** : 각종 부인과 질환, 비만, 갱년기 장애
2. **뇌간** : 자율신경 조절, 수분, 염분 조절, 비만
3. **내분비** : 호르몬 관리, 부신 기능 강화
4. **갈점** : 당뇨병으로 인한 갈증해소, 비만
5. **기점** : 다이어트, 스트레스성 과식 조절
6. **비장** : 소화기계통 질환, 질병 후 쇠약
7. **입** : 비만, 만성피로 회복, 금주, 금연, 식욕 부진
8. **위** : 소화기계통 모든 질환, 위하수, 신경쇠약
9. **신장** : 내분비 질환, 노폐물 배설, 수분대사
10. **자율신경** : 자율신경 기능 조절, 긴장 해소
11. **신문** : 각종 원인으로 오는 통증, 중독성 질환

- 보인석 참고하기(57쪽)
- 반대쪽 귀에도 똑같이 부착한다.
- 파란색 점은 귀 안쪽에 위치한 혈점을 뜻한다.

부종, 체내의 수분을 관리하라

"저는 물만 마셔도 살이 쪄요."
"아이를 낳은 후 살이 찌고 잘 빠지지도 않아요."
"운동을 많이 하고 잘 먹지 않는데도 자꾸 살이 쪄요."
이렇게 말하는 여성들이 많다. 이런 경우 대부분이 부종으로 인한 비만이다. 주로 20~30대 여성에게서 많이 나타나는 부종은 다리, 손, 얼굴이 주로 붓는 증상이다. 수분대사의 이상으로 세포와 세포 사이에 수분과 염분의 양이 과다하게 증가한 상태를 뜻한다.

부종은 신체의 일부분만 붓는 경우와 신체 여러 곳이 동시에 붓는 전신 부종으로 구분된다. 전신 부종은 간질액이 비정상적으로 증가하면서 피하조직에 수분이 고인 상태를 말한다. 혈액과 조직 간 액체를 순환하는 기능이 방해되기 때문이며 심부전증이나 간경변증, 영양결핍, 갑상선 기능 저하증 등의 원인이 된다.

한편 특별한 원인을 찾을 수 없는 경우를 특발성 부종이라고 한다.

오전보다는 오후에 더 붓고, 저녁보다 아침에 더 심하며, 피곤함이나 우울증 등의 증상이 동반되기도 한다. 또 생리 전 부종은 생리 시작 며칠 전부터 부종이 나타나는 경우다. 복부 팽만이나 우울, 권태감을 느낄 수 있지만 특별한 호르몬 이상이 없으면 생리가 시작되면서 증상이 사라진다.

부종의 또 다른 원인으로는 혈액순환 장애, 심장, 간, 내분비계통의 기능 저하 등이 있다. 모세혈관 내 혈압이 상승하면서 전해질 중 나트륨 이온이 증가해도 부종이 생긴다. 그런 사람들의 귀를 보면 신장, 비장, 심장의 혈점에 이상이 보이는 경우가 많다.

한번은 50대 초반의 여성이 찾아왔다. 30대에 한쪽 신장을 제거하고 40대 중반부터 여성 호르몬 약을 복용해왔는데, 아침에 손과 발, 얼굴이 많이 붓는 증상까지 있어서 힘들어했다. 오후가 되면 발이 부어서 구두를 신을 수 없을 만큼 부종이 심했다. 또 중성지방 수치가 300 정도로 높았고 콜레스테롤 수치도 상당히 높았다.

그녀는 무엇보다 호르몬 약을 줄이고 싶다고 말했다. 오랫동안 호르몬 약을 복용하다 보니 살도 많이 찌는 것 같다며 이어테라피 관리를 받아보고 싶어 했다. 그래서 일주일에 2회 정도 와서 관리를 받기 시작했다. 귀의 혈점 중에서 난소와 신장의 혈점을 마사지하고 보인석을 부착해주었다. 그렇게 2개월 정도 지나면서부터 드디어 호르몬 약을 줄일 수 있게 되었다.

귀 마사지하기

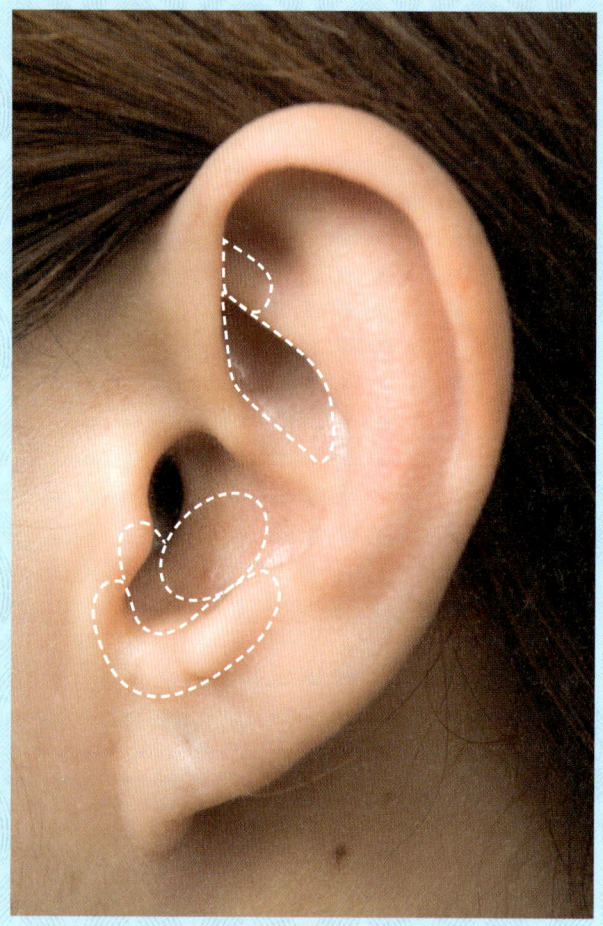

신장, 방광과 관련된 내분비 기능에 도움이 되도록 한다. 체내의 호르몬과 관련된 혈점을 자극하고 내분비와 자율신경 혈점 또한 자극해주는 것이 좋다. 전체적인 혈액순환이 중요하므로 심장 주변의 혈점을 마사지하는 것도 좋다. 독소 배출과 관련이 있는 간, 신장, 방광 혈점도 자극한다.

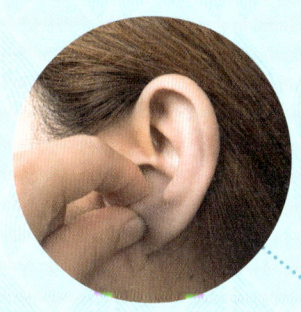

STEP 1

대이병에서 내분비 혈점까지 엄지와 검지를 이용하여 골고루 마사지한다.

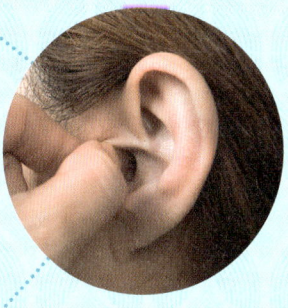

STEP 2

이병 부위의 안쪽과 바깥쪽을 꼬집듯이 비틀어 마사지한다.

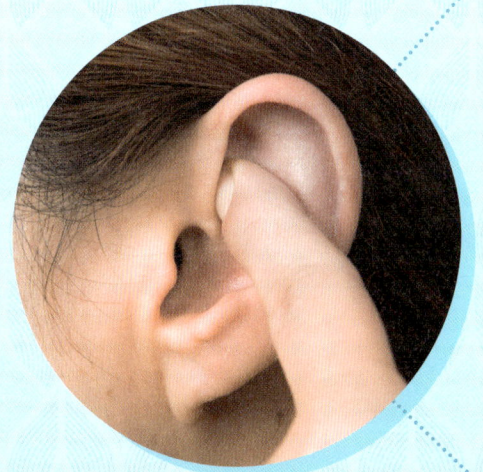

POINT

STEP 3

이갑정 안쪽의 신장과 간 부위를 검지를 이용하여 지압한다.

TIP | 검지가 들어가지 않을 때는 굵은 면봉을 이용하여 안에서 바깥으로 자극한다. 수시로 자극해주면 좋다.

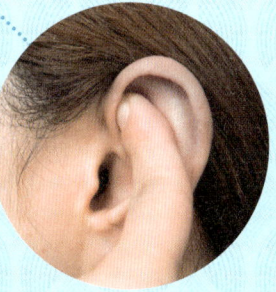

STEP 4

자율신경이 있는 대이륜하각을 누르듯이 자극한다.

• 각 부위를 10회 이상 자극한다. 반대쪽 귀도 똑같이 실시한다.

● 보인석 건강볼 부착하기

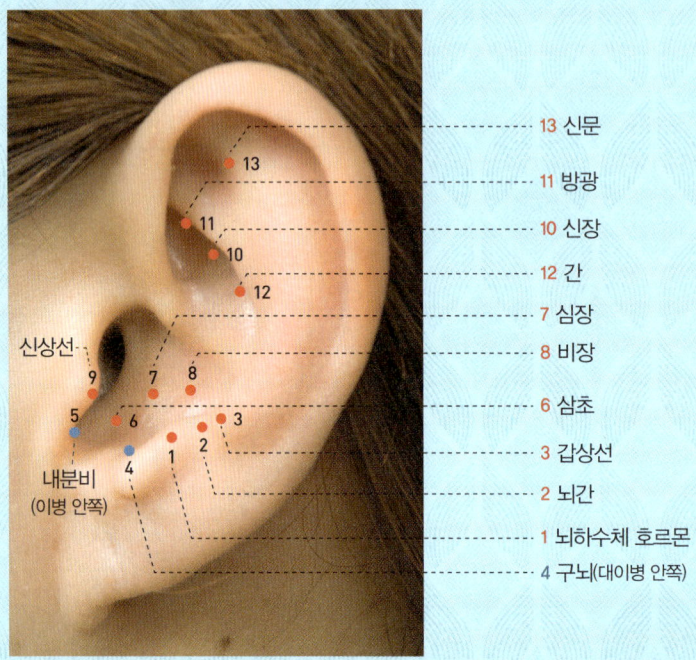

혈점의 기능

1. **뇌하수체 호르몬** : 내분비 조절, 당뇨병
2. **뇌간** : 체온, 수면, 섭식, 수분 조절
3. **갑상선** : 갑상선 기능 조절, 성장 발육, 체온 조절
4. **구뇌** : 자율신경 조절, 내분비 조절
5. **내분비** : 호르몬 관리, 부신 기능 강화, 갱년기 장애
6. **삼초** : 오장육부 모든 질환, 신진대사 조절
7. **심장** : 심장계통 질환, 신경계통 질환
8. **비장** : 소화기계통 질환, 부종, 질병 후 쇠약
9. **신상선** : 각종 염증성 질환, 면역기 질환
10. **신장** : 내분비 질환, 노폐물 배설, 수분대사
11. **방광** : 방광염, 빈뇨, 요실금, 요통
12. **간** : 만성피로, 혈액 정화, 소화효소 분해
13. **신문** : 각종 원인으로 오는 통증, 중독성 질환

- 보인석 참고하기(57쪽)
- 반대쪽 귀에도 똑같이 부착한다.
- 파란색 점은 귀 안쪽에 위치한 혈점을 뜻한다.

수족냉증, 손과 발에 건강한 혈액을 보내라

한방에서는 '몸이 차가우면 전신에 나타날 수 있는 증상'을 통칭해 '냉증'이라 부른다. 그중 수족냉증은 보통 사람은 추위를 느끼지 않을 정도의 온도에서도 손이나 발이 지나치게 차거나 냉기를 느끼는 것이다. 수족냉증은 추위에 노출되거나 정신적인 스트레스 등에 의해 혈관이 과도하게 수축되어 나타난다. 손이 새하얗게, 혹은 새파랗게 변하기도 하고 혈액공급이 잘되지 않아서 손발이 저리거나 시린 증상이 나타나기도 한다.

나 또한 차가운 것에 과민해서 겨울이면 항상 손과 발이 시려질까 봐 두렵다. 수족냉증은 여름에는 큰 불편을 느끼지 못할 수 있지만 추운 계절이 돌아오면 증상을 피부로 확실히 느낄 수 있기 때문이다.

수족냉증은 남성보다 여성에게 많고, 연령별로는 사춘기와 갱년기 여성들에게 많이 발생한다. 생리, 출산, 폐경과 같은 여성 호르몬의 변화가 자율신경계에 영향을 주기 때문이다. 추위와 같은 외부 자극에

교감신경이 예민해지고, 혈관 수축이 일어나 손과 발의 말초혈관에 혈액 공급이 줄어들어 냉기를 심하게 느낀다. 수족냉증의 원인으로 손가락, 발가락, 코, 귀 등 인체 끝부분의 혈관이 수축되어 혈액순환 장애를 일으키는 레이노 현상을 들기도 한다.

몸이 마르고 골격과 근육의 발육이 좋지 않은 여성일수록 저혈압이 많은데, 저혈압은 수족냉증을 동반할 수 있다. 수족냉증은 사지 말단부에 혈액을 공급하는 동맥의 문제에서도 나타날 수 있다. 따라서 수족냉증을 완화하려면 혈액순환을 도와야 한다.

더불어 금연을 하고 카페인의 섭취를 줄이며 규칙적인 운동을 하는 것이 도움이 된다. 특히 여성은 몸 전체를 따뜻하게 하고 손과 발을 수시로 마사지해주며, 반신욕 등을 자주 해주면 좋다.

귀 마사지하기

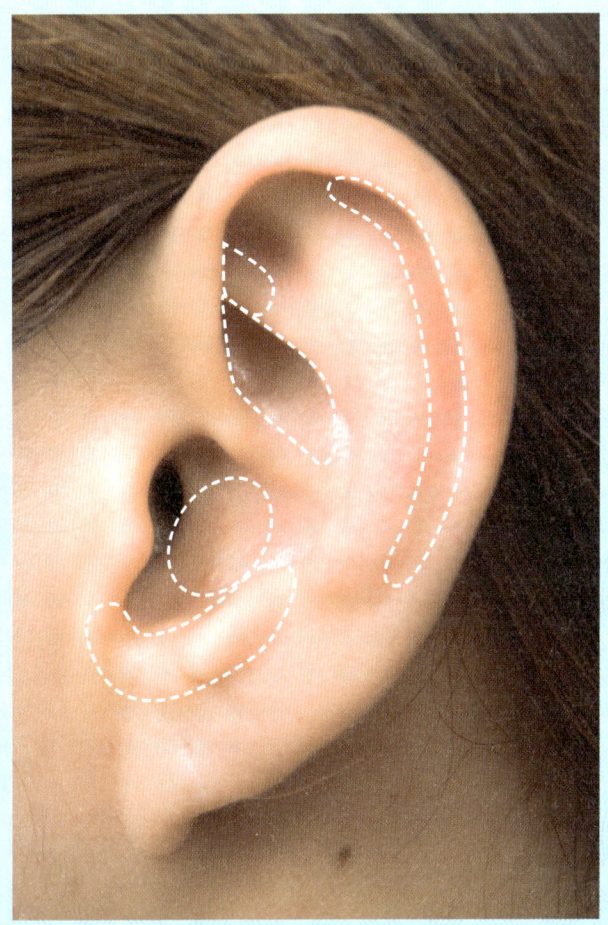

전체적인 혈액순환을 위해 심장 주변의 혈점을 마사지하며 비장, 신장과 관련된 혈점을 자극한다.
체내의 호르몬과 관련된 혈점, 내분비와 자율신경 혈점 또한 자극해주는 것이 좋다.
어깨부터 손가락 혈점, 허리, 무릎, 발가락 혈점까지 골고루 마사지한다.

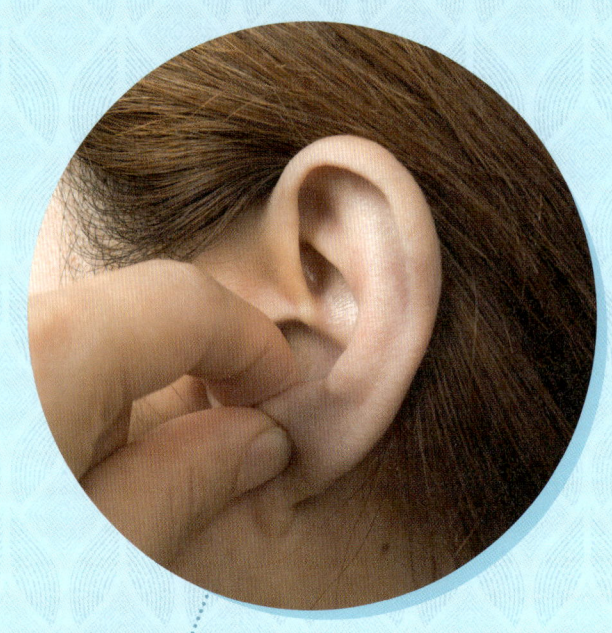

STEP 1

대이병에서 내분비 혈점까지 엄지와 검지를 이용하여 골고루 마사지한다.

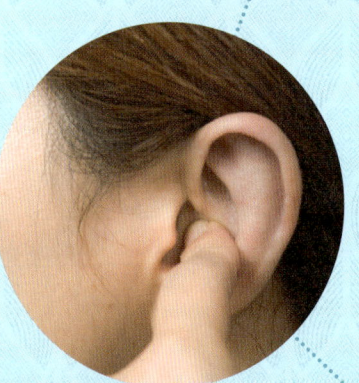

STEP 2

폐, 심장이 있는 이갑강(귓구멍의 아랫부분)을 강하게 눌러서 자극한다.

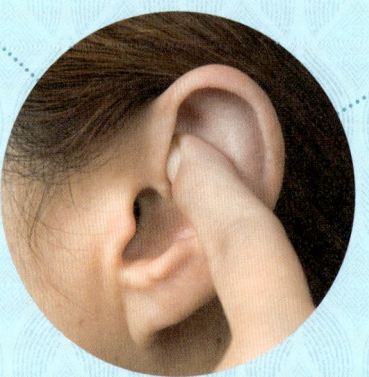

STEP 3

이갑정 안쪽의 신장과 간 부위를 검지를 이용하여 지압한다.

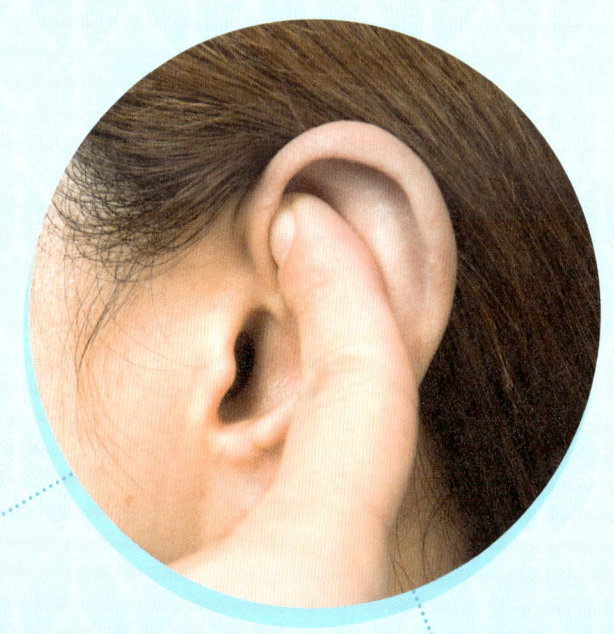

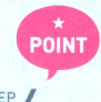

STEP **4**

자율신경이 있는 대이륜하각을
누르듯이 자극한다

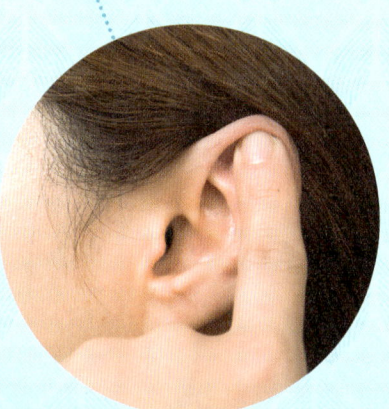

STEP **5**

손과 발이 있는 대이륜상각과
이주를 골고루 마사지한다.

• 각 부위를 10회 이상 자극한다. 반대쪽 귀도 똑같이 실시한다.

● 보인석 건강볼 부착하기

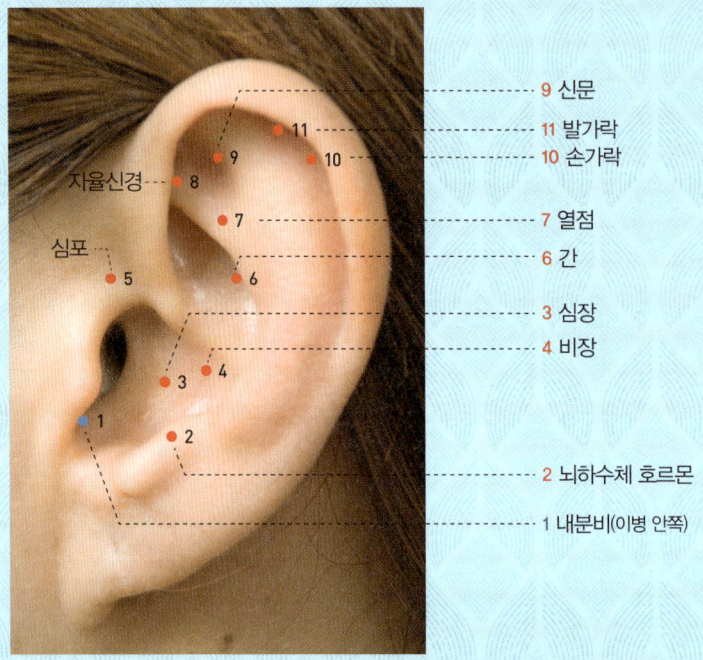

9 신문
11 발가락
10 손가락
자율신경
7 열점
심포
6 간
3 심장
4 비장
2 뇌하수체 호르몬
1 내분비(이병 안쪽)

혈점의 기능

1. 내분비 : 호르몬 관리, 부신 기능 강화, 갱년기 장애
2. 뇌하수체 호르몬 : 내분비 조절, 당뇨병
3. 심장 : 심장계통 질환, 신경계통 질환
4. 비장 : 소화기계통 질환, 부종, 혈액으로 오는 질환
5. 심포 : 혈액순환 촉진, 심장이 두근거릴 때
6. 간 : 만성피로, 혈액 정화, 소화효소 분해
7. 열점 : 말초혈관 확장, 혈액순환 촉진
8. 자율신경 : 자율신경 기능 조절, 혈관 질환
9. 신문 : 각종 원인으로 오는 통증, 염증성 질환, 혈액순환 촉진
10. 손가락 : 혈액순환 장애, 수족냉증
11. 발가락 : 말초혈액 순환 장애, 통풍

- 보인석 참고하기(57쪽)
- 반대쪽 귀에도 똑같이 부착한다.
- 파란색 점은 귀 안쪽에 위치한 혈점을 뜻한다.

방광염은 신장과 함께 다스려라

방광염은 요도를 통한 대장균 감염이 원인이다. 남성에 비해 여성은 요도가 짧아서 세균이 방광에 쉽게 침입할 수 있기 때문에 방광염에 잘 걸리고, 특히 중년 여성에게서 많이 나타난다.

방광염에 걸리면 방광 내벽이 손상되기 때문에 소변을 볼 때 아픈 배뇨통이 있다. 하복부에 약한 통증이나 불쾌감도 느끼게 된다. 소변을 봤는데도 본 것 같지 않아서 화장실에 또 가고 싶고, 소변이 급하게 마렵지만 시원하게 잘 나오지 않거나 조금만 나온다. 1년에 3회 이상 방광염이 발생하고 완치되지 않는다면 만성 방광염이라고 할 수 있다.

방광염은 피곤하거나 병으로 몸의 저항력이 떨어질 때 쉽게 감염될 수 있다. 내가 강의하는 대학교 제자 중에 조금만 피곤하면 방광염에 걸리는 학생이 있었다. 심할 때는 혈뇨까지 나와서 힘들어했다. 귀를 살펴보니 이갑정의 신장 혈점에 연골이 아래쪽으로 튀어나와 있고, 방광 혈점은 붉게 나타났다. 3년 전 처음 발병이 됐고 처음에는 약을 먹으면 금방 좋아졌는데 점점 습관성으로 자주 방광염에 걸리고 혈뇨까지 나오게 되었다고 했다.

나는 학생에게 집에서 할 수 있는 이어테라피 방법을 알려주었다. 이갑정 혈점 부위를 면봉으로 하루 5분씩 강하게 자극하라고 했고, 신장, 방광을 비롯해 오장육부와 호르몬에 관련된 경혈점에 일주일에 2회씩 보인석을 부착하게 했다. 방광염에 걸리면 신장 감염이라는 합병증이 생기기 쉬우니 신장 혈점을 함께 관리해야 한다. 오장육부는 좋아지는 데 시간이 걸리기 때문에 이어테라피 교육을 받아서 본인이 꾸준히 관리하도록 권했다. 그 결과 현재는 아무리 피곤해도 방광염이 오지 않고 몸도 건강해졌다고 한다.

방광염에 걸렸거나 평소 자주 걸리는 편이라면 꾸준한 이어테라피가 도움이 된다. 무릎과 종아리 혈점이 있는 대이륜상각, 대퇴부와 좌골 신경이 있는 대이륜하각부터 시작해서 요추, 흉추가 있는 척추 라인을 골고루 마사지하는 것이 좋다. 또한 하지까지 혈액순환이 잘되도록 심장혈과 이륜(귓바퀴) 전체를 마사지한다. 폐경기 이후라면 여성 호르몬(난소) 혈점을 자극하는 것도 도움이 될 수 있다.

방광염을 예방하려면 평소 습관도 중요하다. 소변을 자주, 오래 참으면 좋지 않고 매일 샤워해서 외음부를 청결히 하자. 배변이나 배뇨 후에는 앞에서 뒤로 닦는 습관을 들인다. 성관계 전후에는 생식기를 청결하게 하고 관계 직후 배뇨하는 것이 좋다. 여성청결제는 자주 사용하면 정상적인 세균도 사멸시켜서 오히려 질 내 유해 세균을 증가시킬 수 있으니 주의한다. 또 물을 충분히 마시면 세균 배출을 도울 수 있다.

귀 마사지하기

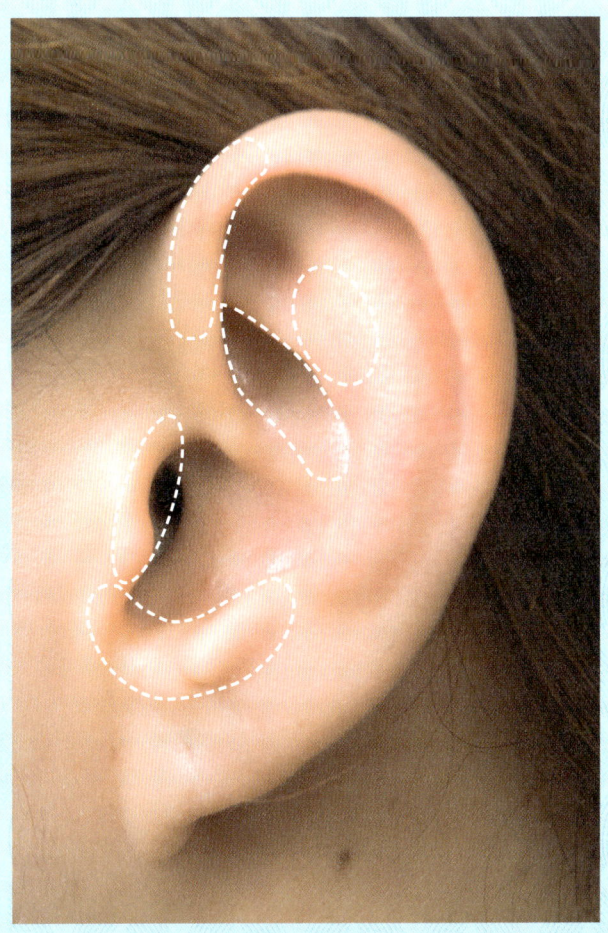

신장, 방광, 대장 혈점을 중심으로 마사지를 실시하고 허리가 있는 대이륜, 대퇴부와 좌골 신경이 있는 대이륜하각부터 시작해 골고루 마사지하는 것이 좋다. 또한 이병의 병첨, 신상선을 마사지한다.

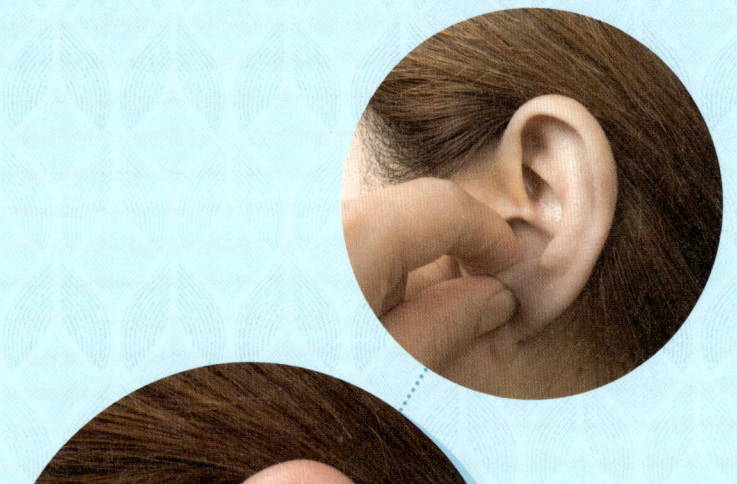

STEP 1

내분비 혈점을 엄지와 검지를 이용하여 골고루 마사지한다.

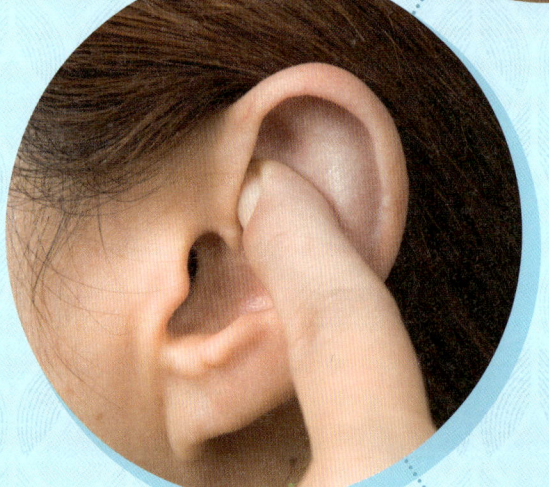

POINT

STEP 2

신장, 방광이 있는 이갑정 부위를 안쪽에서 바깥쪽으로 마사지한다.

TIP | 평소에도 굵은 면봉을 이용하여 자극하면 좋다.

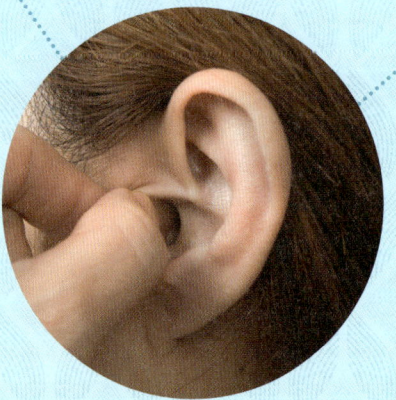

STEP 3

이병 부위의 안쪽과 바깥쪽을 꼬집듯이 비틀어 마사지한다.

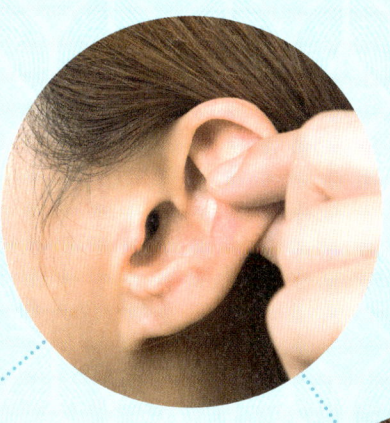

STEP 4

대이륜의 요추 부분을 골고루 마시지한다.

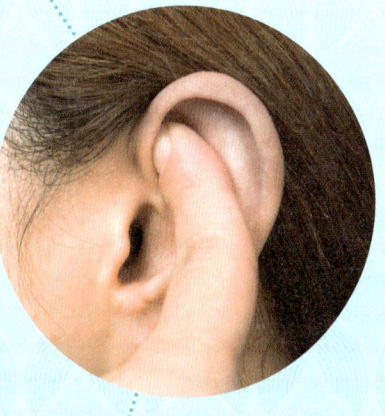

STEP 5

자율신경이 있는 대이륜하각을 누르듯이 자극한다.

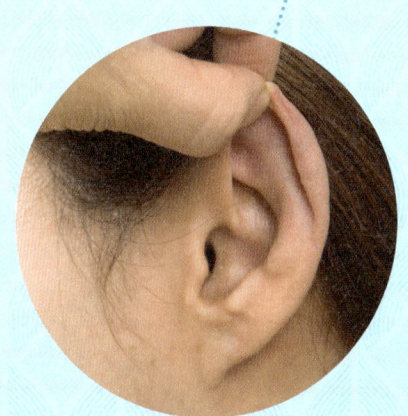

STEP 6

요도가 있는 귓바퀴 앞부분을 골고루 마사지한다.

- 각 부위를 10회 이상 자극한다. 반대쪽 귀도 똑같이 실시한다.

● 보인석 건강볼 부착하기

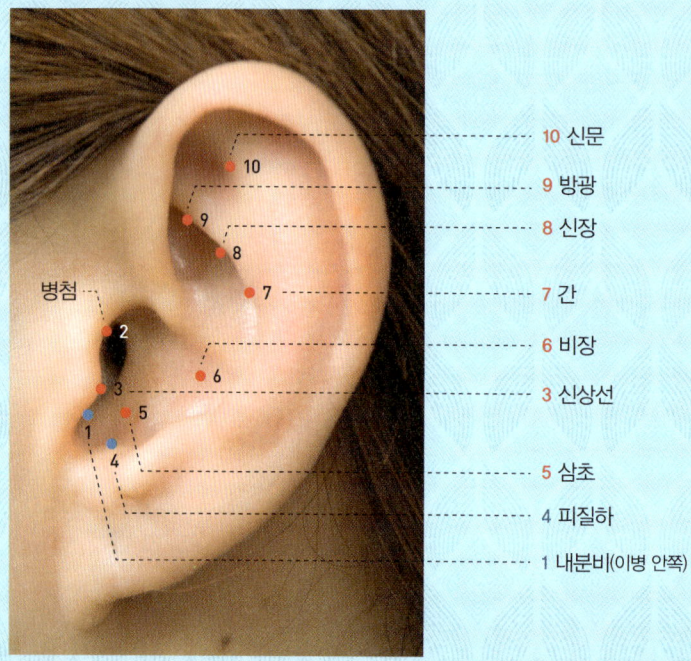

병첨
2
3
1
5
4
6
7
8
10

10 신문
9 방광
8 신장
7 간
6 비장
3 신상선
5 삼초
4 피질하
1 내분비(이병 안쪽)

혈점의 기능

1. 내분비 : 호르몬 관리, 부신 기능 강화, 염증성 피부 질환
2. 병첨 : 인체의 염증, 진정, 진통, 해열작용
3. 신상선 : 각종 염증성 질환, 알레르기 억제, 면역기 질환
4. 피질하 : 소화기계통, 심혈관계통
5. 삼초 : 오장육부 모든 질환, 신진대사 조절
6. 비장 : 부종, 부인과 질환, 질병 후 쇠약, 설사
7. 간 : 만성피로, 혈액 정화, 면역력 회복
8. 신장 : 내분비 질환, 뼈 질환, 노폐물 배설, 수분대사
9. 방광 : 방광염, 요실금, 혈뇨, 요통
10. 신문 : 각종 원인으로 오는 통증, 염증성 질환

- 보인석 참고하기(57쪽)
- 반대쪽 귀에도 똑같이 부착한다.
- 파란색 점은 귀 안쪽에 위치한 혈점을 뜻한다.

화병이 내 몸을 태운다

나이와 성별을 가리지 않고 누구나 생활 속에서 스트레스에 시달린다. 학생들은 대학 입시의 스트레스로, 20대는 취업난으로, 결혼 후에는 가족 간의 갈등과 자식 문제로 스트레스를 받는다. 사업 실패, 좌천, 승진 실패 등의 일적인 부분이나 배우자의 외도, 경제적 문제, 이웃과의 다툼, 부당한 재판 등 억울함이나 분노를 느끼게 하는 일들은 누구에게나, 언제든지 일어날 수 있다.

  누구나 살다 보면 화가 나는 상황을 만나게 되는데 그 화를 너무 참는 것도 문제다. 스트레스가 장기간에 걸쳐 누적되면 화병이 생긴다. 생활에서 겪는 억울함, 분노, 화남, 속상함의 감정이 표출되지 못할 때 생기는 것이다. 억압된 감정이 불과 같은 양태로 폭발해서 신체 증상으로 나타나는데, 다른 말로는 '울화병'이라고도 한다.

  화병은 과거뿐만 아니라 현재에도 계속되는 경험으로 감정이 극복되거나 잊히지 않는 현재 진행형의 감정이라 할 수 있다. 화병에 걸리면 열이 치밀어 오르고 숨 쉬기가 답답하거나 가슴이 심하게 뛰는 증상이 생기기도 한다. 소화가 잘되지 않거나 명치에 뭔가 걸려 있는 듯한 느낌이 생기기도 한다. 더 심해지면 우울감이나 불면, 식욕 저하, 의욕 상실 등 자율신경 기능에 문제가 생긴다. 가벼운 스트레스가 화병이 되고, 화병이 우울증이 되어 비극적인 결말로 이어질 수도 있다.

따라서 스트레스가 발생했을 때는 그때그때 잘 해소하는 것이 중요하다. 그러나 바쁜 생활 속에서 특별히 시간을 내거나 어떤 활동을 하는 것이 쉽지 않다. 이럴 때 스스로 이어테라피를 하면 사무실에 앉아서도 스트레스를 풀어줄 수 있다. 마음의 분노나 불안감을 다스리기 위해 귀에서 심장과 심포, 머리와 뇌의 혈점 부분을 많이 마사지하는 것이 좋다. 또한 위와 장의 혈점이 있는 이륜각을 자극해주고 정신적 안정에 도움이 되도록 신경쇠약점을 자극해주면 도움이 된다.

스트레스가 많을 때 귀를 마사지하고 보인석을 부착하면 몸이 아주 나른한 증상이 나타난다. 이 증상은 교감신경과 부교감신경의 밸런스를 맞추어가는 과정에서 나타나는 자연스러운 현상이다. 그러니 나른함을 극복하려고 카페인이 많이 함유된 커피를 마시는 것은 좋지 않다. 오히려 그 나른함을 받아들이고 충분한 휴식을 취하도록 하자.

귀 마사지하기

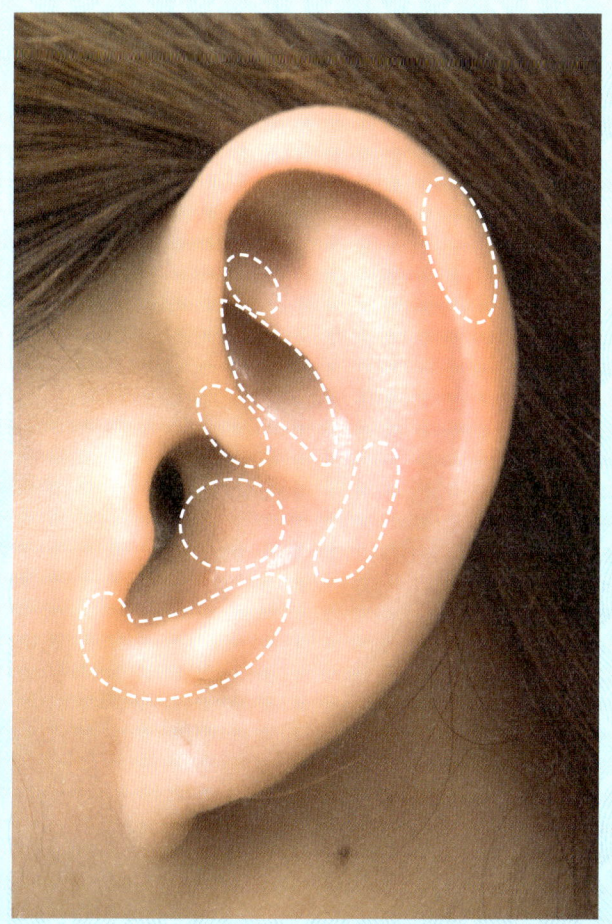

마음의 분노나 불안감을 다스리기 위해 심장과 심포, 머리와 뇌 부분을 많이 마사지해준다.
또한 위와 장이 있는 이륜각을 많이 자극해주고 정신적 안정에 도움이 되도록 신경쇠약점을 자극한다.

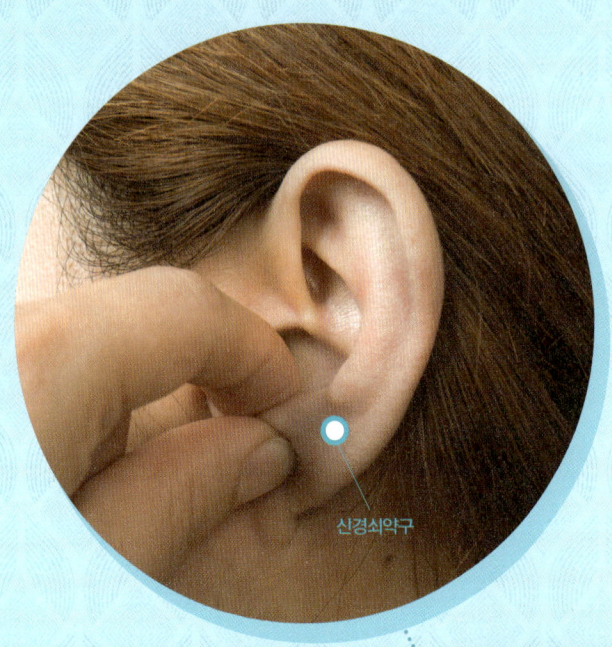

신경쇠약구

STEP 1

대이병에서 내분비 혈점까지 엄지와 검지를 이용하여 골고루 마사지한다. 특히 신경쇠약구 부위를 자극한다.

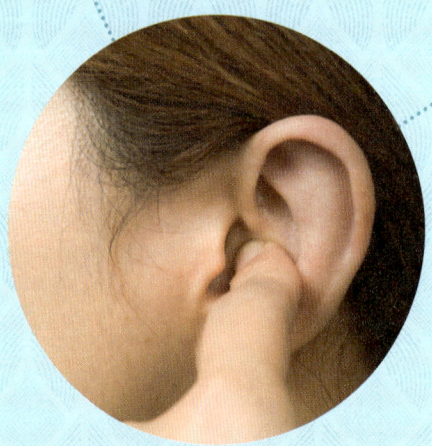

STEP 2

심장이 있는 이갑강(귓구멍의 아랫부분)을 강하게 눌러서 자극한다.

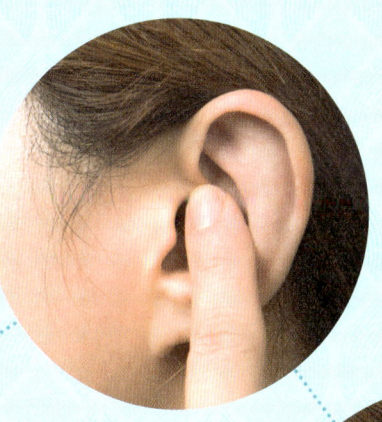

STEP 3

소화기가 있는 이륜각을 검지를 이용하여 강하게 지압한다.

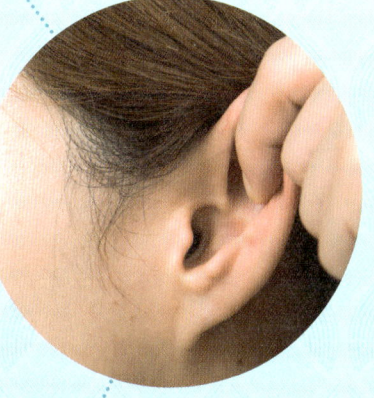

STEP 4

이갑정 안쪽의 신장과 간 부위를 검지를 이용하여 지압한다.

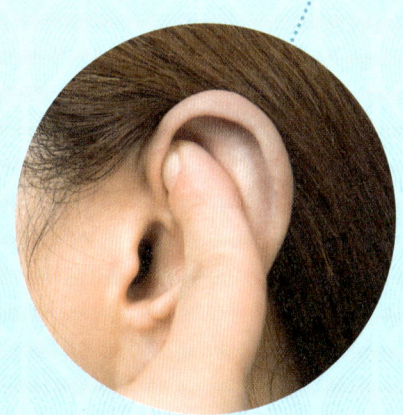

STEP 5

자율신경이 있는 대이륜하각을 누르듯이 자극한다.

- 각 부위를 10회 이상 자극한다. 반대쪽 귀도 똑같이 실시한다.

● 보인석 건강볼 부착하기

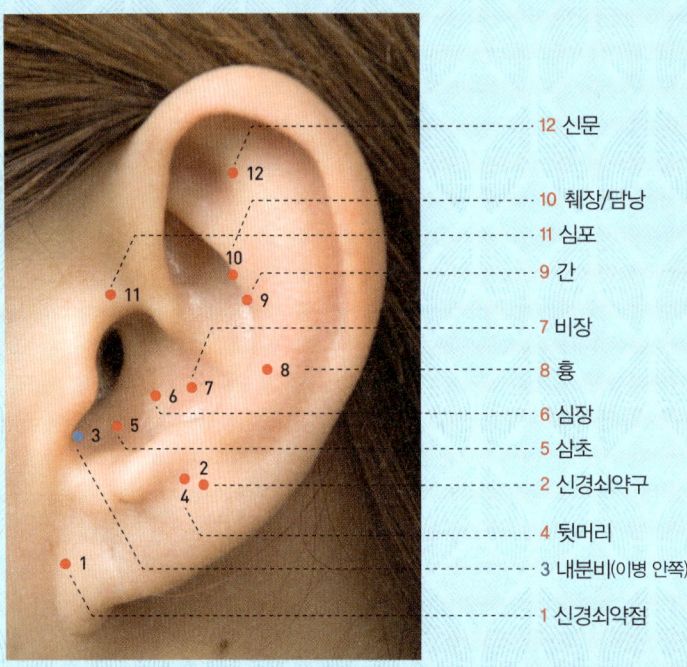

12 신문
10 췌장/담낭
11 심포
9 간
7 비장
8 흉
6 심장
5 삼초
2 신경쇠약구
4 뒷머리
3 내분비(이병 안쪽)
1 신경쇠약점

혈점의 기능

1. **신경쇠약점** : 수면의 양 조절, 스트레스
2. **신경쇠약구** : 수면의 질 조절, 긴장 완화, 스트레스 조절
3. **내분비** : 호르몬 관리, 부신 기능 강화
4. **뒷머리** : 후두통, 진정작용, 정신 안정
5. **삼초** : 오장육부 모든 질환, 만성질환, 신진대사 조절
6. **심장** : 심장계통 질환, 신경계통 질환, 불면증
7. **비장** : 소화기계통 질환, 부종, 질병 후 쇠약
8. **흉(가슴)** : 가슴통증, 가슴 답답함, 화병
9. **간** : 만성피로, 혈액 정화, 소화효소 분해
10. **췌장/담낭** : 소화불량, 편두통, 불면증
11. **심포** : 가슴이 답답할 때, 심장이 두근거릴 때
12. **신문** : 각종 원인으로 오는 통증, 뇌 건강

- 보인석 참고하기(57쪽)
- 반대쪽 귀에도 똑같이 부착한다.
- 파란색 점은 귀 안쪽에 위치한 혈점을 뜻한다.

3

내 몸의 모든 통증이 사라진다

만성적인 어깨 통증을 완화하자

어깨 통증은 근육이 과도하게 긴장되거나 뭉치는 현상이다. 어깨관절을 포함하여 주변의 인대와 근육, 어깨에 분포하는 신경 구조물에 발생하는 신경 눌림, 신경 손상으로 인한 통증을 모두 포함한다. 흔히 처음에는 어깨관절 주위, 승모근 등에 결리고 당기는 것과 같은 통증이 지속되다가 증상이 심해지면 주변의 근육, 관절, 신경 등에도 통증이 생기게 된다.

이런 어깨 통증은 목이나 척추 관절에 이상이 생기면서 나타날 수 있고, 좋지 않은 자세로 관절에 과도하게 스트레스를 주어서 생기는 경우가 많다. 부적절한 의자나 책상의 높이 혹은 불편한 잠자리를 비롯하여 바르지 않은 자세로 TV를 시청하고 컴퓨터를 장시간 이용하는 것이 원인이 된다. 또한 골프와 같은 운동 중에 근육에 무리를 줘서 통증을 호소하는 경우도 있다.

이어테라피에서는 목과 어깨를 동시에 관리하지만 여기서는 우선 어깨의 통증 관리만 살펴보자. 어깨 통증이 있는 사람의 귀를 보면, 어깨 혈점 부위부터 시작해 귀 연골 또한 변형되어 있다. 이는 그만큼 증상이 오래되었다는 것을 의미한다. 이런 사람일수록 어깨 혈점을 마사지하려고 하면, 자극을 주자마자 소리를 지르며 통증을 호소한다.

귀 마사지는 어깨 통증 부위의 변형된 연골을 펴주거나 바로잡아주는 방법이 효과적이다. 처음에는 연골이 경직되어 있어서 심한 통증을 느낄 수 있으나 관리 횟수가 잦아지면서 자극에 대한 통증은 줄어들게 된다. 어깨 부위의 통증 또한 완화되는 것을 볼 수 있다.

어깨 통증의 예방을 위해서는 바른 자세를 유지할 수 있는 작업환경을 만드는 것이 가장 중요하다고 할 수 있다. 컴퓨터를 장시간 다루는 경우에는 모니터나 키보드, 마우스의 위치가 적당하도록 배치하여 목이나 어깨, 허리에 무리가 가지 않는 바른 자세를 유지하는 것이 좋다. 작업 중 수시로 어깨 근육의 이완에 도움이 되는 스트레칭을 실시하여 근육의 경직을 풀어주는 것도 도움이 된다.

귀 마사지하기

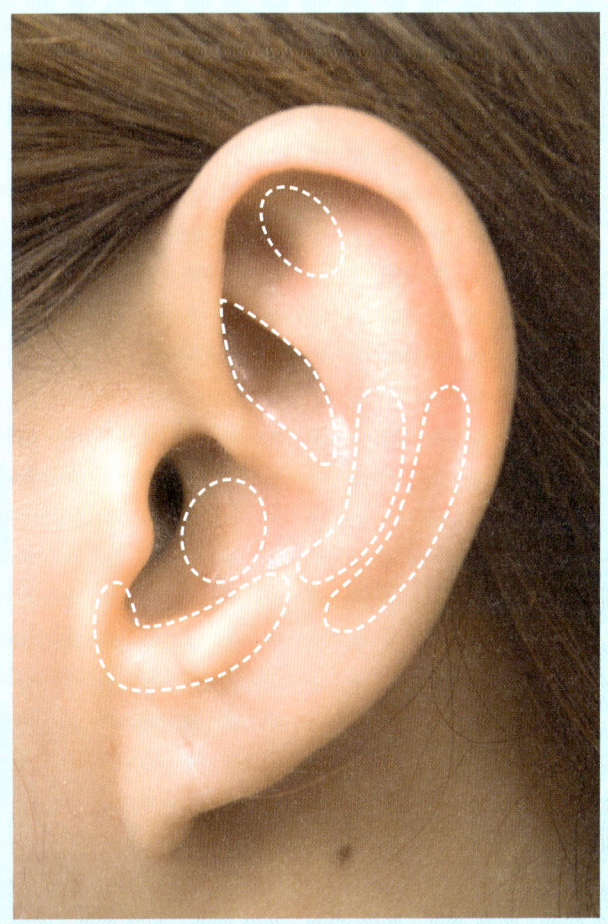

목, 경추 흉추, 요추, 미추가 있는 대이륜 부위를 엄지와 검지로 마사지한다.
간과 신장 부위를 마사지하고 어깨, 어깨관절 부위도 함께 자극한다.
통증에 탁월한 산문혈도 자극한다.

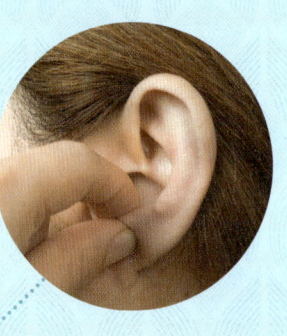

STEP 1

대이병에서 내분비 혈점까지 엄지와 검지를 이용하여 골고루 마사지한다.

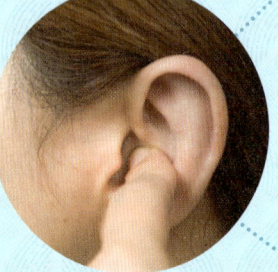

STEP 2

이갑정 안쪽의 신장과 간 부위를 검지를 이용하여 지압한다.

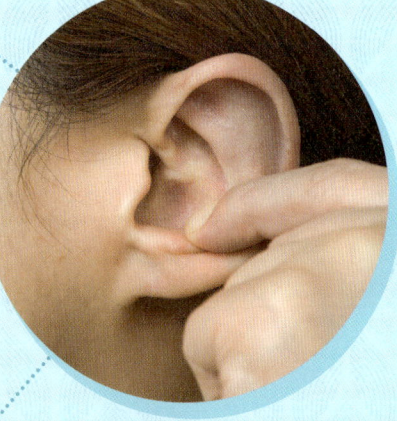

★POINT

STEP 3

대이륜의 목과 경추, 흉추 부분을 골고루 마사지한다.

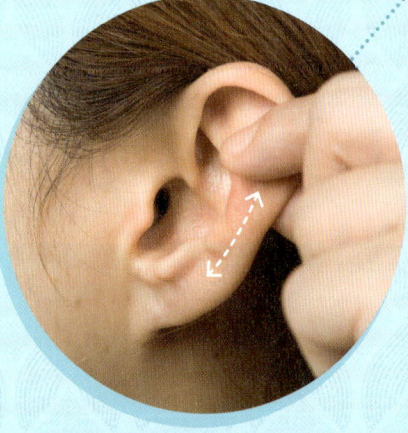

★POINT

STEP 4

어깨와 어깨관절이 있는 이주 부분을 엄지와 검지를 이용하여 마사지한다.

• 각 부위를 10회 이상 자극한다. 반대쪽 귀도 똑같이 실시한다.

● 보인석 건강볼 부착하기

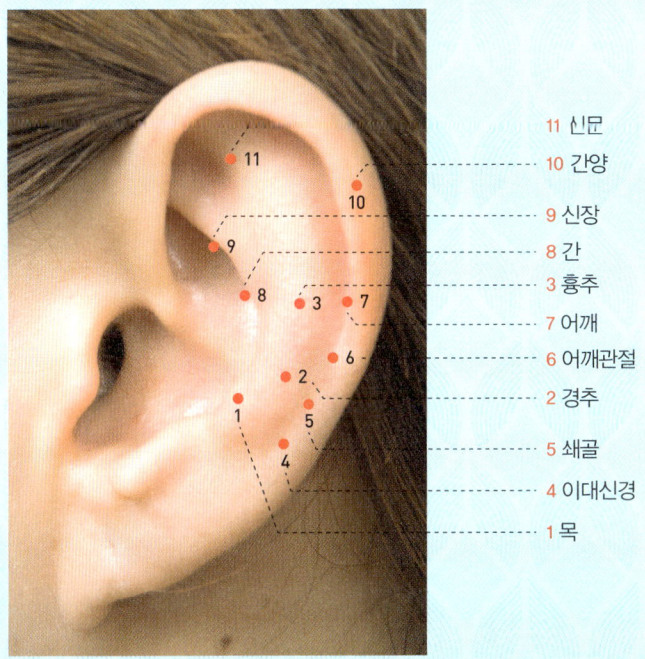

11 신문
10 간양
9 신장
8 간
3 흉추
7 어깨
6 어깨관절
2 경추
5 쇄골
4 이대신경
1 목

혈점의 기능

1. 목 : 만성피로, 목 디스크
2. 경추 : 만성피로, 경추 통증
3. 흉추 : 흉배 통증, 담 결림
4. 이대신경 : 쇄골, 어깨, 손가락까지의 혈액순환 장애
5. 쇄골 : 목 결림, 어깨 결림, 오십견
6,7. 어깨관절, 어깨 : 오십견, 견비통
8. 간 : 만성피로, 혈액 정화, 소화효소 분해
9. 신장 : 내분비 질환, 뼈 질환, 수분대사
10. 간양 : 간 기능 개선, 만성피로 회복
11. 신문 : 각종 원인으로 오는 통증, 염증

- 보인석 참고하기(57쪽)
- 반대쪽 귀에도 똑같이 부착한다.
- 파란색 점은 귀 안쪽에 위치한 혈점을 뜻한다.

목의 통증,
목보다 귀를 마사지하라

최근 '일자목' 또는 '거북목'이라고 불리는 증상으로 고생하는 사람이 많다. 컴퓨터, 스마트폰 등의 사용이 늘면서 많은 사람들이 거북목 증후군에 시달리고 있다. 대부분 책상이나 컴퓨터 앞에 앉아 생활하는 현대인은 무의식적으로 머리를 앞으로 향한 채 구부정한 자세로 앉아 있게 된다. 또 시간이 흐를수록 머리를 더 앞으로 숙이게 된다. 이런 자세가 장시간 이어지면 척추의 윗부분이 스트레스를 받게 되고, 목 뒷부분의 근육과 인대가 늘어나 고통스럽다. 목 근육을 심하게 긴장시키거나 무리하게 되면 근육, 관절, 신경 등을 자극하여 통증이 생기는 것이다.

컴퓨터를 사용할 때 컴퓨터 화면이 너무 높거나 한쪽으로 치우친 경우, 목을 앞으로 뺀 채 일에 몰두하거나 스마트폰을 오래 사용하는 경우, 엎드려서 자는 자세 등은 좋지 않다. 또 누운 상태에서 높은 베개를 베고 텔레비전을 보거나, 베개를 지나치게 높거나 낮게 베는 습관도 모두 원인이 된다.

　목 디스크, 목 염좌, 목 근막통 증후군, 목 척추 퇴행변화 등이 있는 경우도 목에 통증을 느끼게 된다. 특히 목 디스크는 나이가 들면서 퇴행성 변화가 나타나며, 목, 어깨 통증뿐 아니라 팔이나 손까지 저리는 신경 증상이 나타날 수 있다. 목 염좌는 목을 잘못 움직이거나 잠을 잘못 자고 일어났을 때 근육이 삐어 생긴 것을 말한다. 또 목 근막통 증후군은 목과 어깨 근육들이 스트레스를 받아 긴장하거나 목 근육이 딱딱하게 뭉쳐서 생기는 것이다.

　이어테라피는 목이나 어깨 통증을 푸는 데도 탁월하다. 목과 어깨를 직접 주무르는 것보다 귀의 혈점을 자극하면 신체 조직과 근육의 혈액순환을 돕기 때문에 효과가 더 좋다. 하루 중 오랜 시간을 컴퓨터 앞에 앉아 작업하는 직장인들은 목이나 어깨가 뻐근할 때 스스로 귀 마사지를 하기를 권한다. 목과 어깨 근육을 풀기 위한 이완 운동으로 이어테라피를 적극 활용해보자.

귀 마사지하기

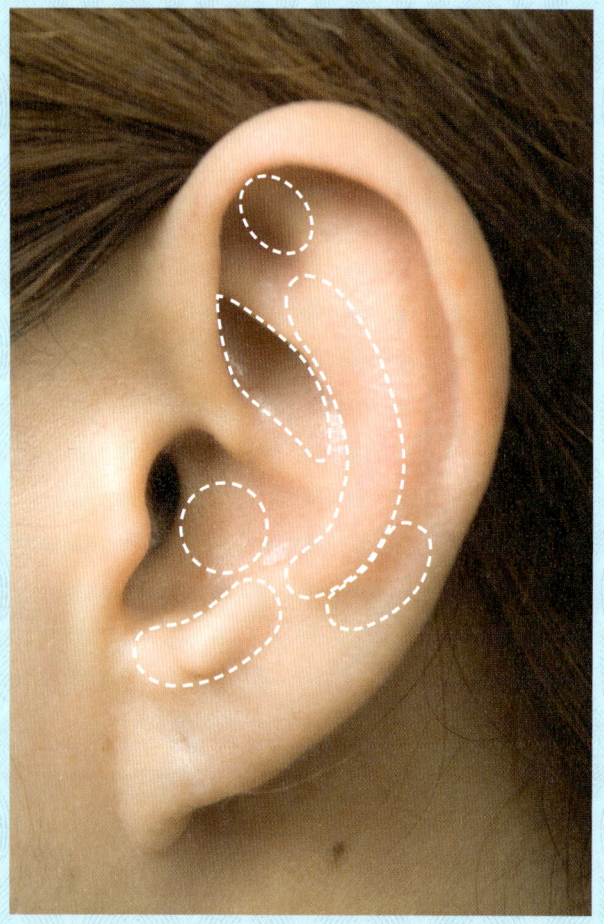

목, 경추, 흉추, 요추, 미추가 있는 대이륜 부위를 엄지와 검지를 이용하여 마사지한다.
간과 신장 부위가 자극되도록 귀 마사지를 실시한다. 어깨관절 부위도 함께 자극을 주도록 한다.
머리가 있는 대이병 부위도 좀 더 자극한다.

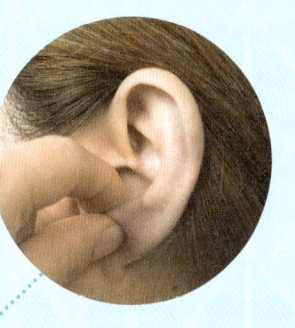

STEP 1

대이병에서 내분비 혈점까지 엄지와 검지를 이용하여 골고루 마사지한다.

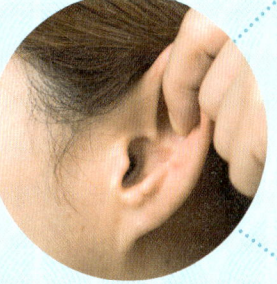

STEP 2

이갑정 안쪽의 신장과 간 부위를 검지를 이용하여 지압한다.

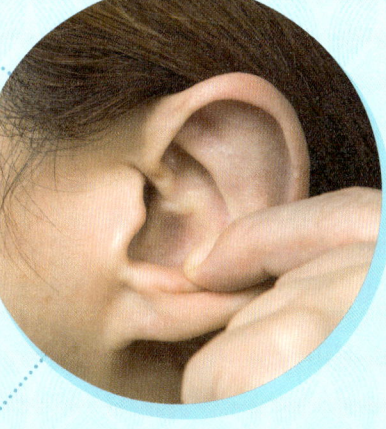

★POINT

STEP 3

대이륜의 목과 경추 부분을 골고루 마사지한다.

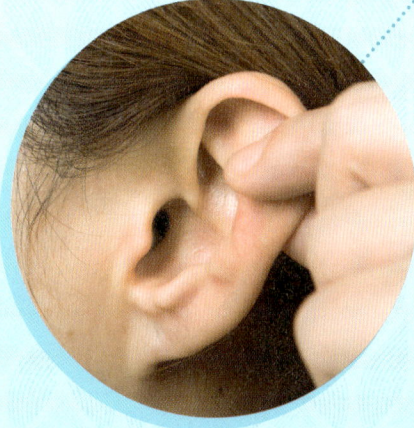

★POINT

STEP 4

이주 부분을 엄지와 검지를 이용하여 마사지한다.

- 각 부위를 10회 이상 자극한다. 반대쪽 귀도 똑같이 실시한다.

● 보인석 건강볼 부착하기

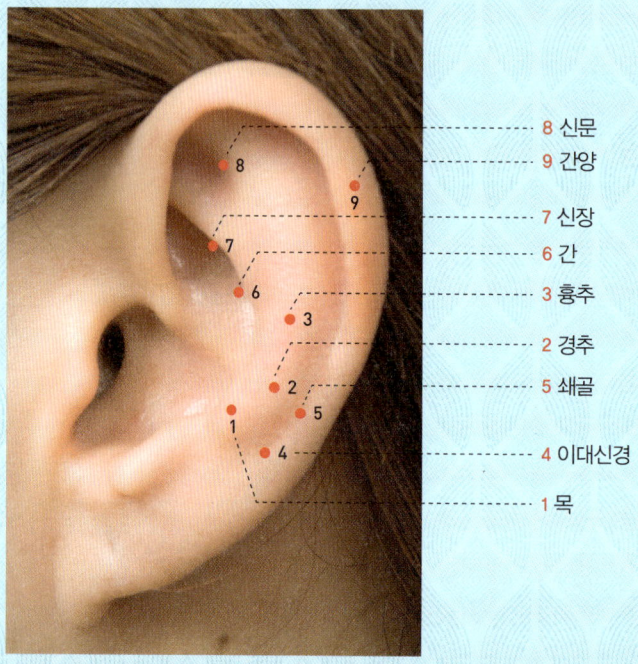

8 신문
9 간양
7 신장
6 간
3 흉추
2 경추
5 쇄골
4 이대신경
1 목

혈점의 기능

1. 목 : 만성피로, 목 디스크
2. 경추 : 경추 통증, 목 디스크
3. 흉추 : 흉배 통증, 담 결림
4. 이대신경 : 쇄골, 어깨, 손가락까지의 혈액순환 장애
5. 쇄골 : 목 결림, 어깨 결림
6. 간 : 지방간, 만성피로, 혈액 정화
7. 신장 : 내분비 질환, 뼈 질환, 노폐물 배설, 수분대사
8. 신문 : 각종 원인으로 오는 통증, 염증
9. 간양 : 간 기능 개선, 만성피로 회복, 두통

- 보인석 참고하기(57쪽)
- 반대쪽 귀에도 똑같이 부착한다.
- 파란색 점은 귀 안쪽에 위치한 혈점을 뜻한다.

두통, 약 없이 완화할 수 있다

누구나 머리가 아플 때가 있다. 그래서 간단히 생각하고 넘기는 경우도 많다. 두통은 뇌의 압력이 올라가거나 뇌가 한쪽으로 힘을 받아서 당겨지거나, 혹은 독성 물질로 자극을 받기 때문에 발생한다. 신경을 많이 써도 머리가 아플 수 있다.

두통은 크게 두 가지로 구분할 수 있는데 하나는 특별한 질병이 없이 나타나는 일차성 두통이고, 다른 하나는 질병과 관련하여 발생하는 이차성 두통이다. 이차성 두통은 뇌종양, 뇌막염, 축농증, 중이염 등과 관련이 있다.

우리가 흔히 경험하는 두통은 거의 일차성 두통이다. 일차성 두통은 또다시 몇 가지로 구분할 수 있다. 우선 가장 흔한 것으로 긴장성 두통이 있다. 목과 얼굴 근육의 긴장으로 인한 두통이다. 양쪽 머리가 지속적으로 눌리는 듯이 아프고, 목 뒤나 어깨 쪽으로 당기는 듯한 통증이 퍼지는 경우도 있다. 대부분 일시적으로 아프다가 지나가지만,

경우에 따라서는 만성두통으로 진행되기도 한다. 과중한 스트레스를 받거나 잘못된 자세로 장시간 근무한 경우, 잠을 충분히 자지 못한 경우 등이 원인이 될 수 있다.

또 다른 일차성 두통에는 편두통이 있다. 머리 한 부분이 심하게 아프거나 양쪽 머리가 모두 아픈 경우도 꽤 있다. 편두통은 특히 고통이 심해서 속이 좋지 않거나 구토하는 경우도 생긴다.

편두통은 스트레스를 받거나 과로, 말다툼, 분노 등의 정신적 충격이나 수면 부족의 경우 심해질 수 있다. 남성보다 여성에게 편두통이 생길 확률이 높다고 한다. 여성 호르몬의 변화가 편두통의 발생과 관계가 있다는 것이 알려져 있고, 폐경 후에 편두통이 심해지는 경우도 있다.

마지막으로 군집성 두통이라는 것이 있는데, 결막 충혈, 눈물, 코막힘, 콧물, 땀 등을 동반하는 심한 두통이 집단적, 주기적으로 나타나는 것을 말한다. 이는 주로 남성들에게서 많이 나타난다.

긴장형 두통이나 편두통은 두통을 유발하는 요인들을 피하는 것이 가장 좋은 예방법이다. 그러나 만성적인 두통으로 고통 받는다면 이어테라피가 도움이 된다.

두통을 호소하는 이들을 보면 우울증이나 불면증 등 다른 질병을 동반하는 경우가 많다. 그래서 다른 질병의 처방약과 두통약을 함께 복용하고 있다. 그런데 두통약을 지속적으로 복용하면 부작용도 많다. 두통약이 오히려 두통을 일으키기도 하고 구역질, 우울증, 집중력 저하, 수면장애 등의 증상을 초래할 수 있다. 특히 만성피로나 과로로 인해 간이 건강하지 못한 경우에는 나쁜 영향을 줄 수도 있다.

장기적으로 두통약을 복용하고 있는 이들은 이어테라피의 도움을 받아 약의 복용을 줄이거나 끊을 수 있을 것이다. 두통을 관리할 뿐 아니라 두통으로 인한 불면증이나 신경쇠약 등 이차적으로 오는 심신의 고통을 덜어줄 수 있는 관리가 병행되어야 한다.

귀 마사지하기

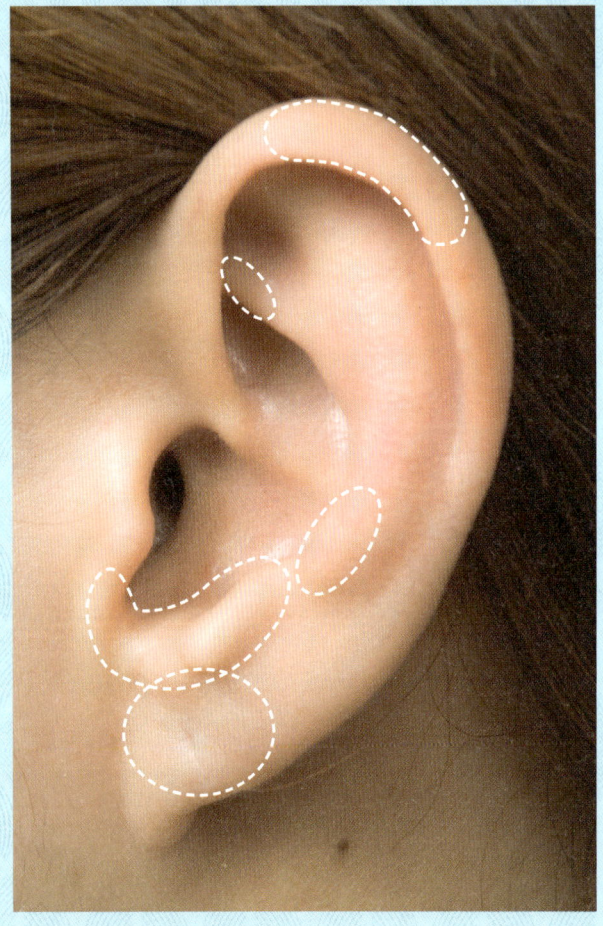

귓불 전체를 엄지와 검지를 이용하여 마사지하고 대이병의 안쪽과 바깥쪽이 자극되도록 눌러준다. 대이병 위쪽의 목 부위를 자극하면 더욱 도움이 된다. 귀 위쪽의 이첨 부위도 마사지한다.

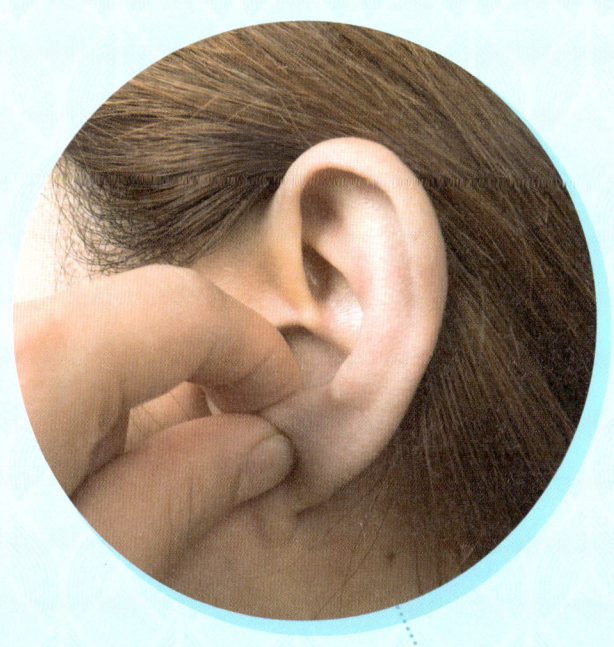

POINT

STEP **1**

대이병에서 내분비 혈점까지 엄지와 검지를 이용하여 골고루 마사지한다.

TIP | 5분 이상 강하게 자극한다.

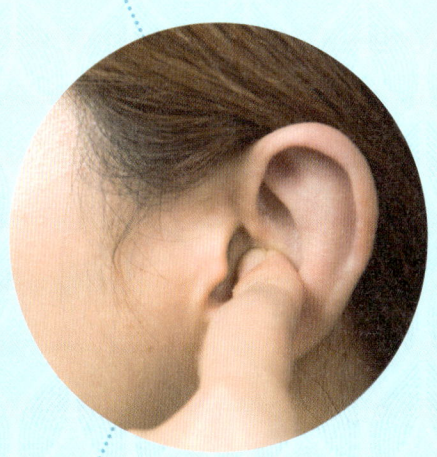

STEP **2**

폐, 심장이 있는 이갑강(귓구멍의 아랫부분)을 강하게 눌러서 자극한다.

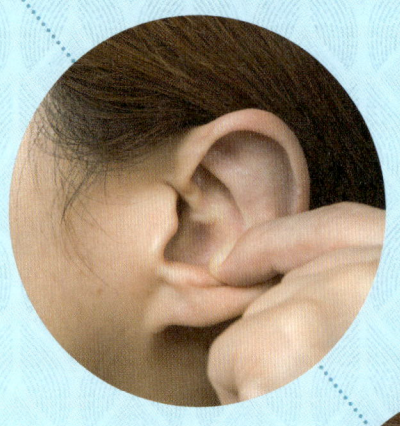

STEP 3

대이륜의 목과 경추 부분을 골고루 마사지한다.

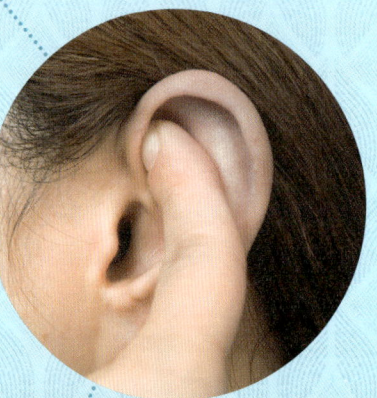

STEP 4

자율신경이 있는 대이륜하각을 누르듯이 자극한다.

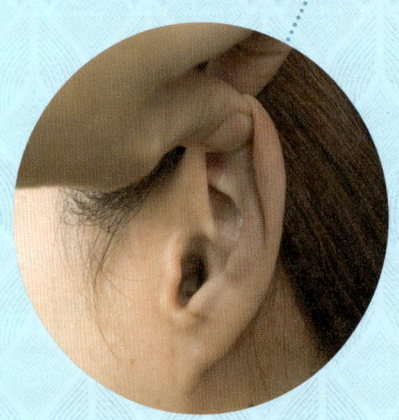

STEP 5

귓바퀴 상단의 이첨 부분을 두 손가락으로 골고루 누르면서 마사지한다.

• 각 부위를 10회 이상 자극한다. 반대쪽 귀도 똑같이 실시한다.

● 보인석 건강볼 부착하기

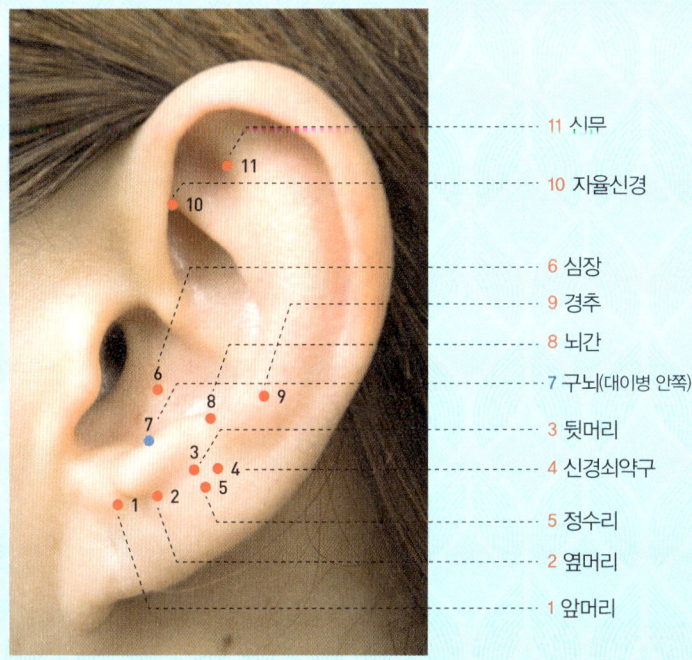

- 11 신문
- 10 자율신경
- 6 심장
- 9 경추
- 8 뇌간
- 7 구뇌(대이병 안쪽)
- 3 뒷머리
- 4 신경쇠약구
- 5 정수리
- 2 옆머리
- 1 앞머리

혈점의 기능

1. **앞머리** : 전두통, 눈을 밝게, 우울증
2. **옆머리** : 편두통, 눈을 밝게
3. **뒷머리** : 후두통, 각종 어지럼증, 정신 안정
4. **신경쇠약구** : 수면의 질 조절, 긴장 완화, 스트레스 조절
5. **정수리** : 정수리 통증
6. **심장** : 심장계통 질환, 신경계통 질환, 불면증
7. **구뇌** : 자율신경 조절, 내분비 조절
8. **뇌간** : 자율신경 조절, 뇌혈관 장애
9. **경추** : 경추 통증, 목 디스크
10. **자율신경** : 자율신경 기능 조절, 긴장 해소
11. **신문** : 각종 원인으로 오는 통증, 중독성 질환, 뇌 건강

- 보인석 참고하기(57쪽)
- 반대쪽 귀에도 똑같이 부착한다.
- 파란색 점은 귀 안쪽에 위치한 혈점을 뜻한다.

PART 3. 주요 증상에 따른 이어테라피

행복한 노년을 방해하는
무릎 통증

무릎 통증은 무릎이 아프고 움직일 수 있는 범위가 줄어들며, 삐걱거리는 소리가 들리기도 하는 증상이다. 체중이 실릴 때는 아프고 쉬면 좋아지지만 병이 더 진행되면 쉬어도 통증은 있다.

무릎 통증 중에서 가장 많은 것이 퇴행성관절염으로, 비가 오거나 습기가 많은 날에는 통증이 더 심해진다. 무릎이 아프면 "비가 오려나?" 하고 농담처럼 얘기하곤 하는데, 이는 근거가 있다. 날이 흐려 기압이 낮아지면 상대적으로 관절강 내 압력이 증가해서 신경이 자극받기 때문이다. 퇴행성관절염이 가장 흔하게 오는 부위는 무릎 안쪽이다. 완치는 되지 않는 질병이지만 체중이 문제라면 체중을 줄여서 통증을 감소시키는 것도 방법이라 하겠다.

또 다른 무릎 통증인 류마티스 관절염은 자가면역 질환의 하나로, 림프구가 우리 몸의 일부인 활막(관절강을 둘러싸고 있는 내층)을 공격해서 일어난다. 류마티스 관절염에서 무릎 관절 내의 활막액이나 활막염은 근육을 위축시키고 무릎 관절의 운동에 장애를 초래한다.

외적 자극으로 인해 무릎 손상이 일어날 수도 있다. 스키나 다른 운동을 하다가 양측 다리가 벌려진 채로 넘어지면서 무릎이 바깥쪽으로 벌어지면 무릎 내측 측부인대가 손상된다. 또 출혈과 부종이 발생하게 된다. 시간이 지나면 통증과 부종은 어느 정도 없어지지만 치료가 완전히 이루어지지 못하면 만성 손상으로 이어질 수 있다.

무릎 통증은 급성인 경우에는 냉찜질로 염증을 가라앉히고 관절을 쉬게 하면 좋다. 만성인 경우에는 뜨거운 찜질을 해서 혈관 확장과 혈류의 증가를 유도해 통증을 감소시키고 관절을 부드럽게 한다. 운동을 통해 근력을 키우는 것도 도움이 된다.

이어테라피의 창시자인 폴 노지에 박사의 외과 임상에 의하면 근골격계 통증 관리에 이어테라피가 탁월하다고 한다. 무릎 이상의 경우 귀 건강 체크를 해보면 대이륜상각의 무릎 혈점에 혈관확장이 나타난다. 통증 관리에 탁월한 신문 혈점에 보인석을 부착하고 미추, 엉덩이, 엉덩관절에도 부착한다. 무릎 통증은 허리, 좌골신경의 문제와 증상이 같이 오는 경우가 많기 때문이다. 이렇게 관리하면 명현반응으로 인해 귀의 통증은 심한 편이지만 무릎의 통증은 많이 좋아진다.

귀 마사지하기

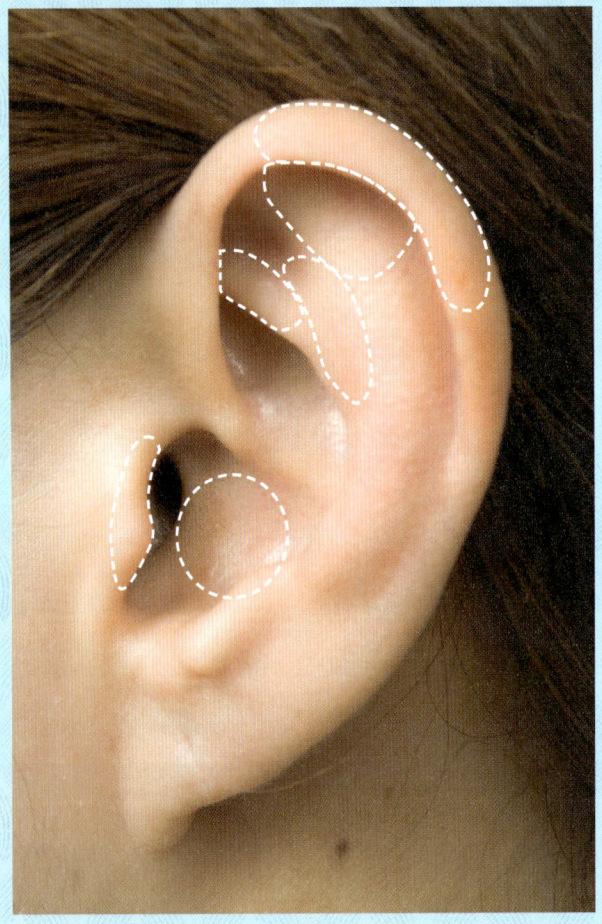

무릎 통증이 있는 경우 귀 마사지를 실시할 때 무릎 혈점이 있는 대이륜상각과 대퇴부와 좌골신경이 있는 대이륜하각부터 시작해 요추, 흉추가 있는 척추 라인을 골고루 마사지하는 것이 좋다. 또한 하지까지 혈액순환이 잘되도록 심장혈과 이륜(귓바퀴) 전체를 마사지하는 것이 좋다.

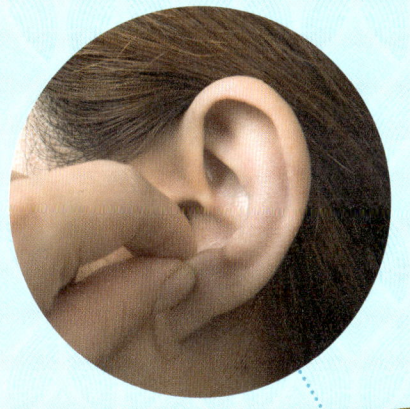

STEP 1

내분비 혈점을 엄지와 검지를 이용하여 골고루 마사지한다.

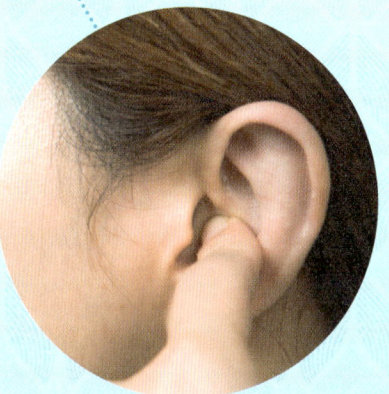

STEP 2

폐, 심장이 있는 이갑강(귓구멍의 아랫부분)을 강하게 눌러서 자극한다.

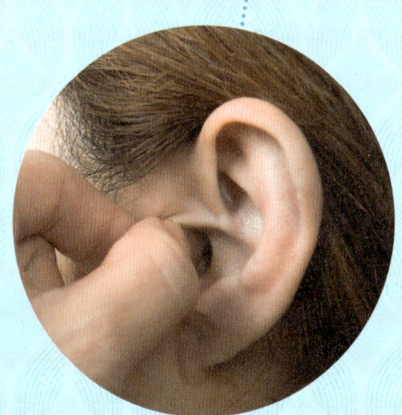

STEP 3

이병 부위의 안쪽과 바깥쪽을 꼬집듯이 비틀어 마사지한다. 병첨 부위가 자극된다.

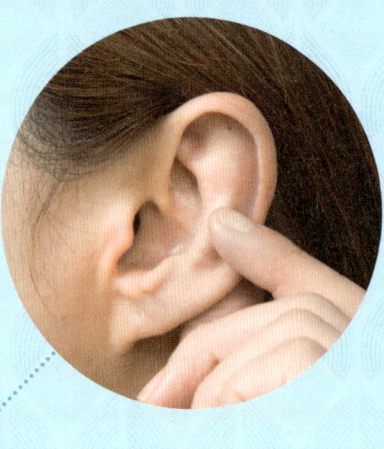

STEP 4
대이륜의 연골 부분을 골고루 마사지한다.

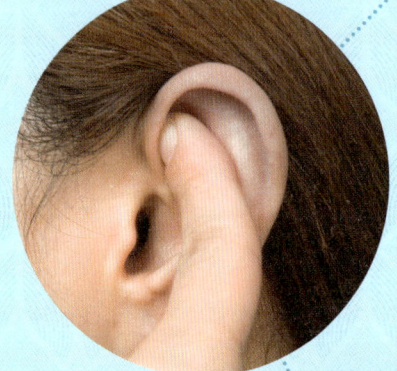

STEP 5
자율신경이 있는 대이륜하각을 누르듯이 자극한다.

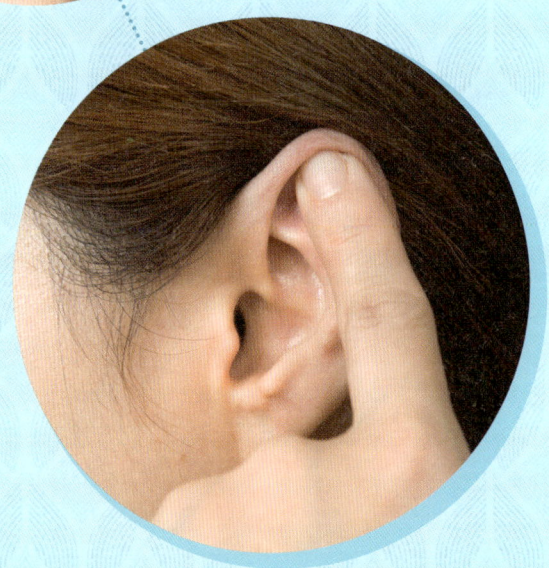

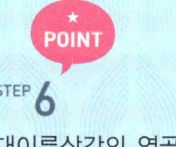

POINT

STEP 6
대이륜상각의 연골 부분을 골고루 마사지한다.

• 각 부위를 10회 이상 자극한다. 반대쪽 귀도 똑같이 실시한다.

● 보인석 건강볼 부착하기

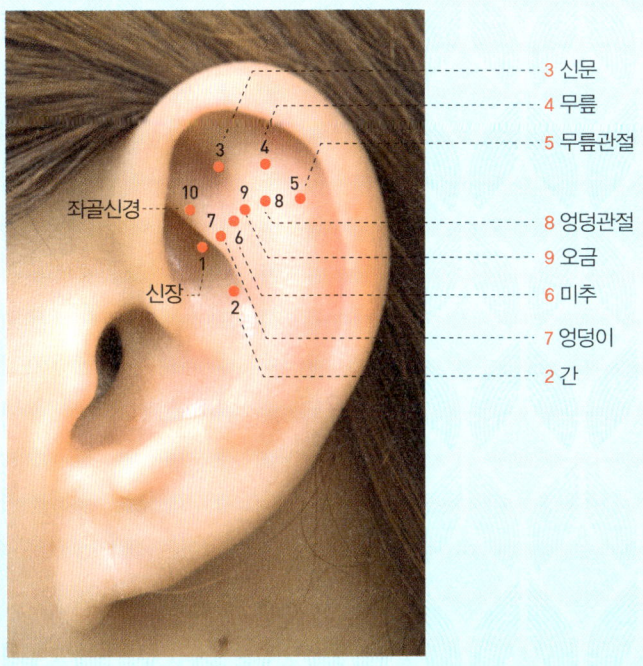

> **혈점의 기능**
>
> 1. **신장** : 내분비 질환, 뼈 질환, 노폐물 배설, 수분대사
> 2. **간** : 만성피로, 혈액 정화, 근육 질환
> 3. **신문** : 각종 원인으로 오는 통증, 염증성 질환, 중독성 질환
> 4. **무릎** : 무릎 통증, 관절염, 성장통
> 5. **무릎관절** : 무릎 통증, 관절염, 성장통
> 6. **미추** : 꼬리뼈 통증, 하지 기능 장애
> 7. **엉덩이** : 엉덩이 주변 통증, 좌골신경통
> 8. **엉덩관절** : 엉덩이 주변 통증, 좌골신경통
> 9. **오금** : 무릎 주위 통증, 좌골신경통
> 10. **좌골신경** : 좌골신경통, 하지 허약

- 보인석 참고하기(57쪽)
- 반대쪽 귀에도 똑같이 부착한다.
- 파란색 점은 귀 안쪽에 위치한 혈점을 뜻한다.

허리부터 다리까지,
신경통 관리법

좌골신경통은 허리나 엉덩이에서 시작해 다리로 뻗치듯이 아픈 것을 말한다. 좌골(坐骨)은 의자나 바닥에 앉았을 때 바닥에 닿는 부위로, 주로 엉덩이나 허벅지 바깥쪽에서 시작해서 종아리 바깥쪽과 뒤쪽으로 내려오게 된다. 통증은 지속적인 경우도, 간헐적인 경우도 있으며, 화장실에서 배변을 하거나 무거운 것을 들 때, 기침을 할 때, 순간적으로 배에 힘이 들어갈 때 통증이 생길 수 있다.

좌골신경통은 40대에서 60대에 주로 발생한다. 또 키가 클수록, 흡연자일수록, 정신적인 스트레스가 많을수록 잘 생긴다고 한다. 무거운 물건을 들어야 하는 육체노동을 하거나, 장시간 운전을 하는 사람에게서 잘 발생할 수 있다. 구부정하게 몸통을 구부리거나 비틀거나, 혹은 팔을 어깨 위로 들어 올리는 자세에서 좌골신경통이 발생하는 빈도가 높다.

좌골신경통에 걸리면 양다리에 힘이 빠지고 감각이 무뎌지며 배뇨가 곤란해질 수도 있다. 특히 엉덩이 주위의 통증은 허리에 문제가 있어서 나타날 수 있으므로 허리를 함께 관리할 필요가 있다.

허리나 엉덩이 혈점에 보인석을 부착하면 귀의 통증을 좀 더 심하게 느낀다. 잠을 잘 때 옆으로 누우면 베개 부위에 귀가 닿아서 통증이 더 심해질 수 있으니 귀가 베개에 닿지 않도록 바른 자세로 잠을 자는 것이 좋다.

귀 마사지하기

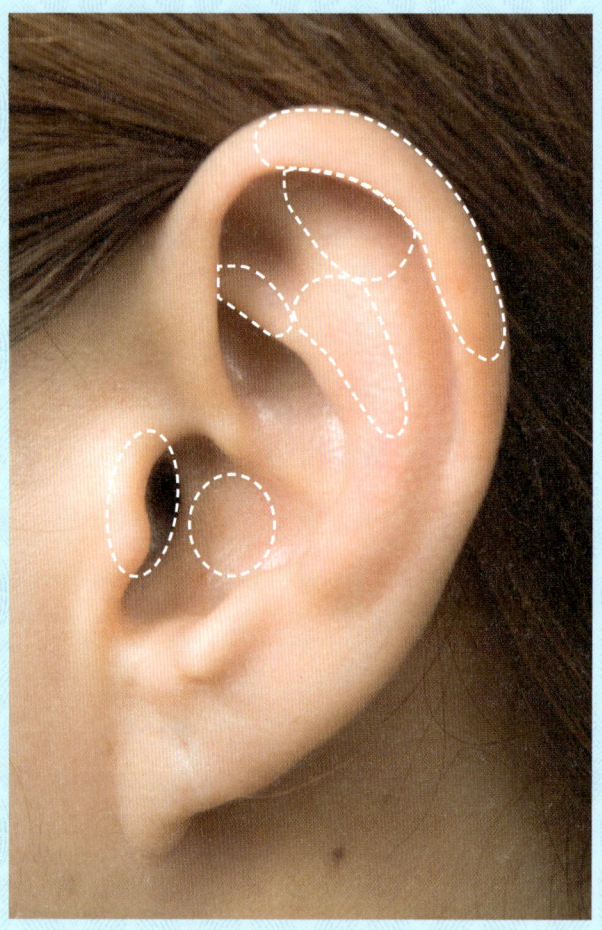

무릎, 종아리의 혈점이 있는 대이륜상각과 대퇴부, 좌골 신경의 혈점이 있는 대이륜하각에서 시작해 요추, 흉추가 있는 척추 라인을 골고루 마사지한다. 또한 하지까지 혈액순환이 잘되도록 심장혈과 이륜(귓바퀴) 전체를 마사지한다.

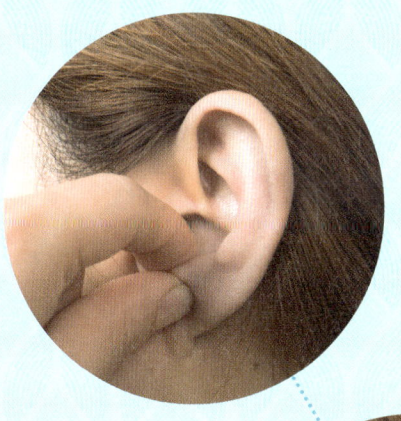

STEP 1

내분비 혈점을 엄지와 검지를 이용하여 골고루 마사지한다.

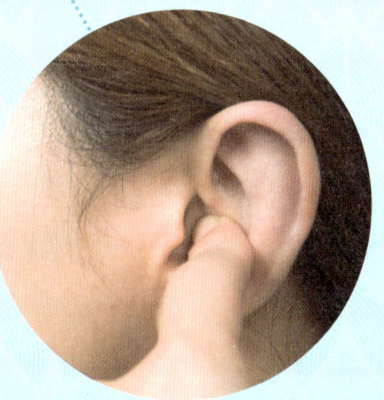

STEP 2

폐, 심장이 있는 이갑강(귓구멍의 아랫부분)을 강하게 눌러서 자극한다.

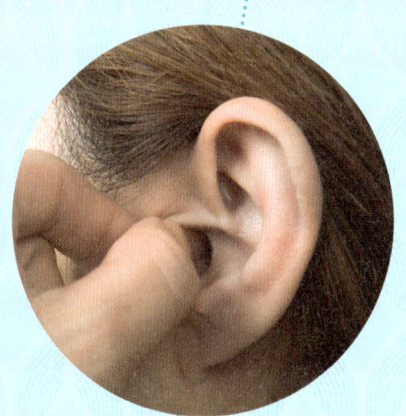

STEP 3

이병 부위의 안쪽과 바깥쪽을 꼬집듯이 비틀어 마사지한다.

STEP 4
대이륜의 연골 부분을
골고루 마사지한다.

POINT
STEP 5
좌골신경, 엉덩이 허리 부분을
누르듯이 자극한다.

POINT
STEP 6
대이륜상각의 연골 부분을
골고루 마사지한다.
TIP | 엄지와 검지를 이용하여
위로 잡아당긴다.

• 각 부위를 10회 이상 자극한다. 반대쪽 귀도 똑같이 실시한다.

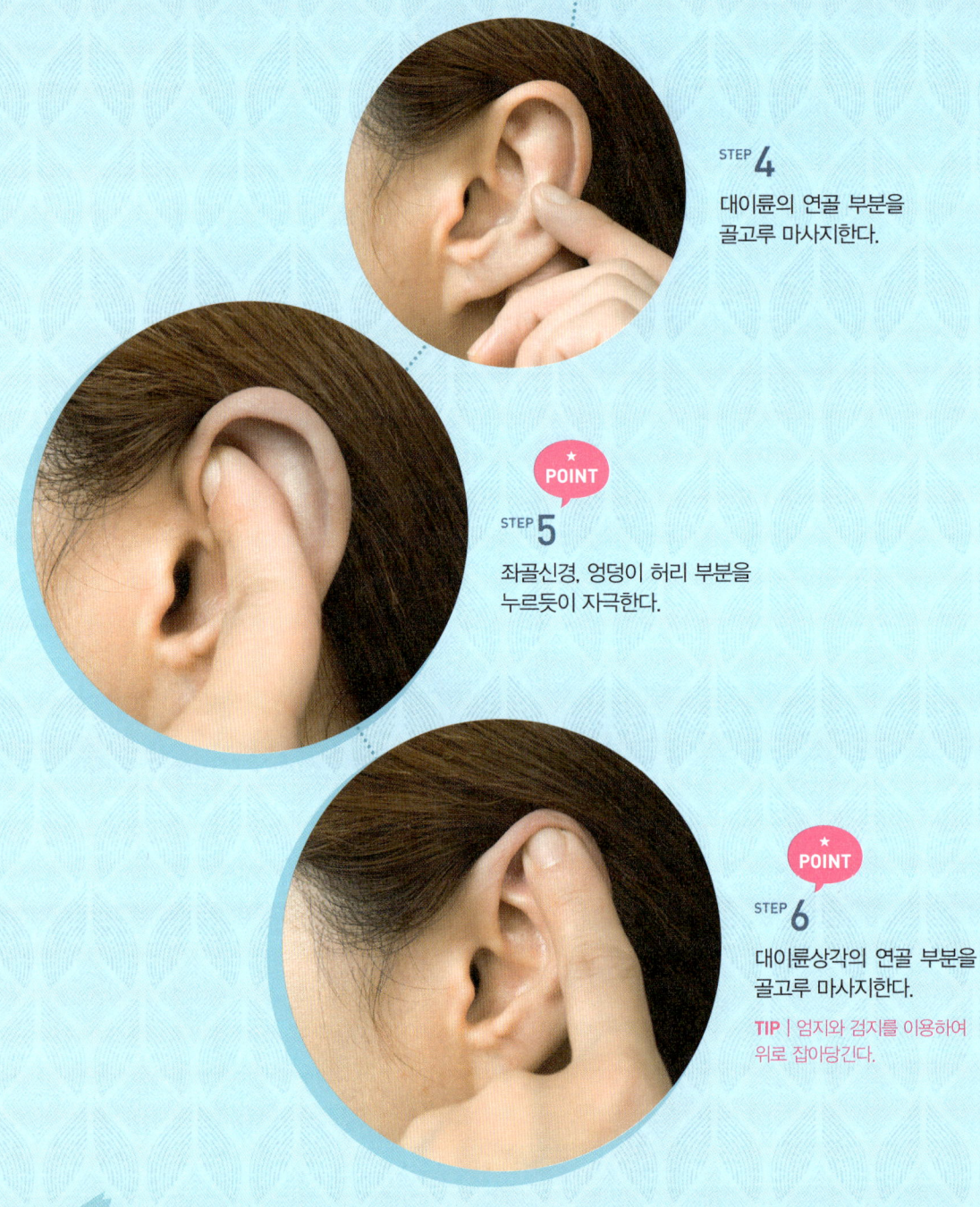

● 보인석 건강볼 부착하기

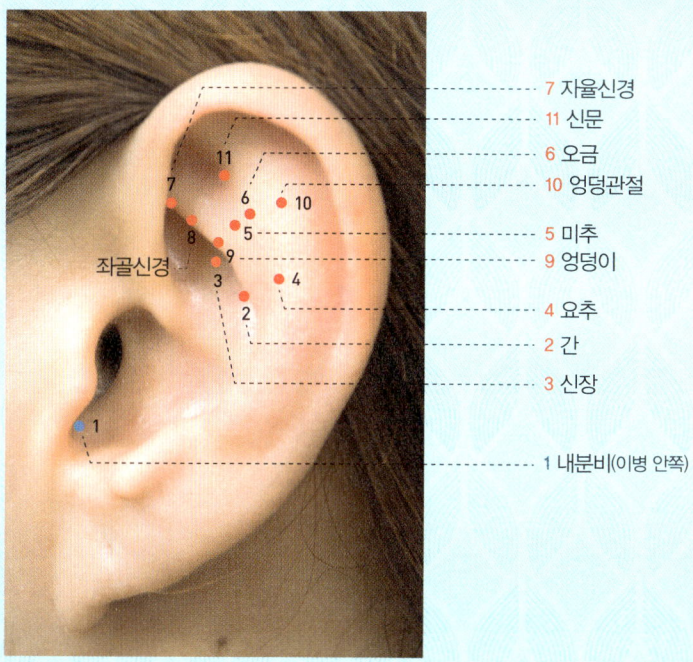

혈점의 기능

1. **내분비** : 호르몬 관리, 염증성 질환
2. **간** : 만성피로, 혈액 정화, 근육 질환
3. **신장** : 내분비 질환, 뼈 질환, 노폐물 배설, 수분대사
4. **요추** : 허리 디스크, 요통, 좌골신경통
5. **미추** : 꼬리뼈 통증, 하지 기능 장애
6. **오금** : 무릎 주위 통증, 좌골신경통
7. **자율신경** : 자율신경 기능 조절, 혈관 질환
8. **좌골신경** : 좌골신경통, 하지 허약
9. **엉덩이** : 엉덩이 주변 통증, 좌골신경통
10. **엉덩관절** : 엉덩이 주변 통증, 엉덩관절, 좌골신경통
11. **신문** : 각종 원인으로 오는 통증, 염증성 질환

- 보인석 참고하기(57쪽)
- 반대쪽 귀에도 똑같이 부착한다.
- 파란색 점은 귀 안쪽에 위치한 혈점을 뜻한다.

통풍, 혈액순환을 촉진하라

'바람만 불어도 아프다'고 하는 통풍은 '요산'이라는 물질이 관절 주위와 연골조직에 침착되어 관절에 심한 통증을 일으키는 질환이다. 통풍 초기에는 관절염이 반복적으로 발생하다가 시간이 지나면서 만성으로 발전하는데, 엄지발가락, 발목, 무릎 등의 관절이 갑자기 빨갛게 부어오르고 손을 댈 수 없을 정도로 심한 통증이 생긴다. 요산은 온몸의 혈관과 콩팥에도 쌓이면서 고혈압, 당뇨병, 고지혈증, 동맥경화, 중풍, 심장병, 만성 신부전 등 합병증을 일으킬 수 있다. 만성 통풍으로 진행이 되는 경우에는 관절이 망가져서 장애를 일으킬 수 있다.

통풍 환자들 중 "평소 맥주를 즐겨 마시는데, 통풍 증상이 생기는 것 같아 맥주를 끊었어요."라고 말하는 경우가 있는데 이는 사실이다. 알코올은 체내에서의 퓨린 분해를 촉진해 요산을 증가시킨다. 또 알코올이 분해되면서 생산되는 젖산이 요산의 배설을 방해한다. 특히 맥주는 알코올뿐 아니라 '퓨린'을 다량 함유하고 있어서 요산을 쉽게 증가시킨다. 요산은 '퓨린'이라는 물질의 대사과정에서 생기기 때문이다.

통풍의 원인인 요산이 과다하게 생성되는 것은 술 때문만은 아니다. 퓨린의 대사에 관여하는 효소의 기능장애, 과도한 운동, 비만, 등도 원인이다. 또 신장 기능 이상, 고혈압, 부갑상선 기능 항진증, 갑상선 기능 저하증, 임신중독증 등에 걸리면 요산의 배설 기능이 저하되어 통풍이 올 수 있다. 요산을 잘 배설시키려면 전체적인 혈액순환이 중요하므로 이어테라피에서는 혈액순환을 돕는 귀 마사지를 병행한다.

귀 마사지하기

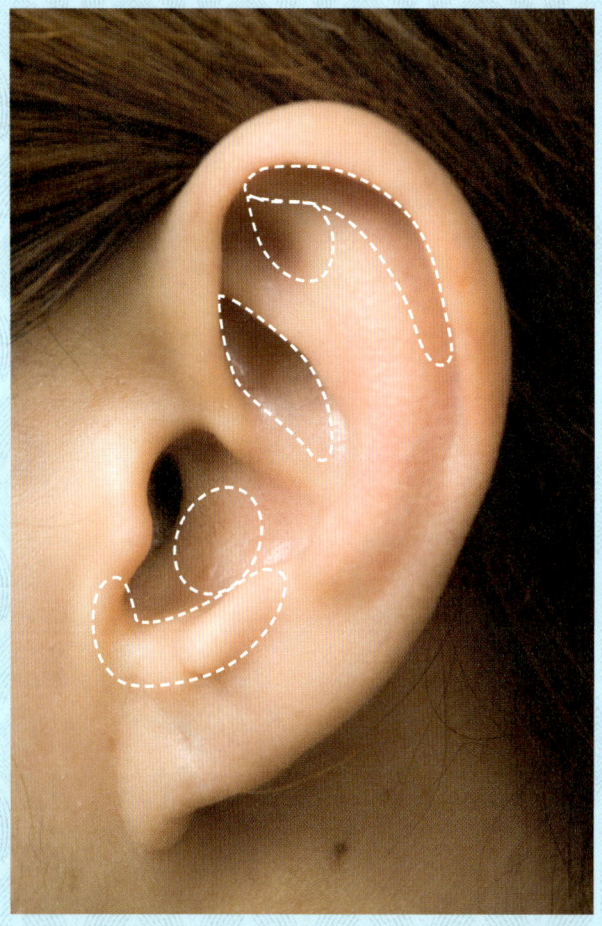

심장 주변의 혈점을 마사지한다. 요산은 신장과 장을 통해 배설되므로 비장, 신장, 방광과 관련된 혈점도 자극해준다. 체내의 호르몬과 관련된 혈점, 내분비와 자율신경 혈점 또한 자극해주는 것이 좋다. 어깨부터 손가락 혈점까지, 척추 혈점부터 허리, 무릎, 발가락 혈점까지 골고루 마사지한다.

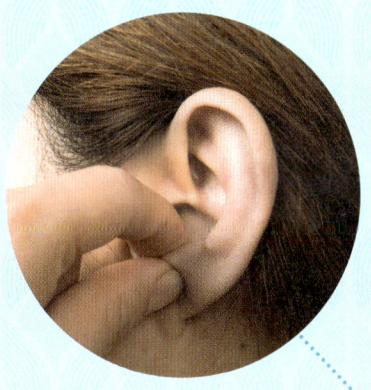

STEP **1**

대이병에서 내분비 혈점까지 엄지와 검지를 이용하여 골고루 마사지한다.

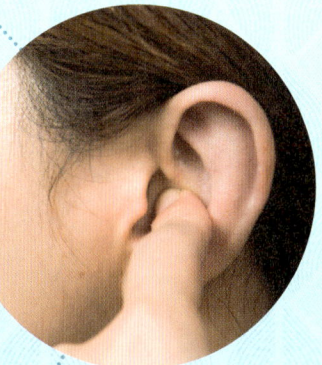

STEP **2**

폐, 심장이 있는 이갑강(귓구멍의 아랫부분)을 강하게 눌러서 자극한다.

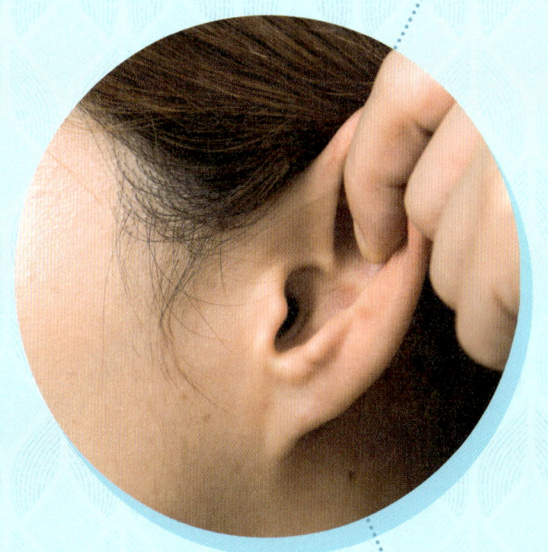

STEP **3**

이갑정 안쪽의 신장과 간 부위를 검지를 이용하여 지압한다.

PART 3. 주요 증상에 따른 이어테라피 **211**

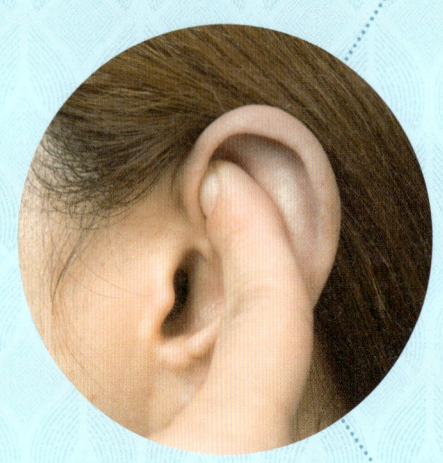

STEP 4

자율신경이 있는 대이륜하각을 누르듯이 자극한다.

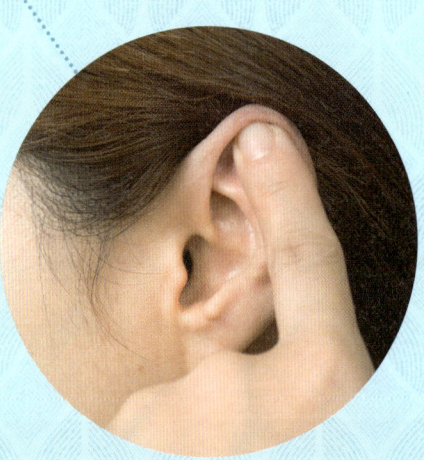

STEP 5

손과 발이 있는 대이륜상각 이주를 골고루 마사지한다.

- 각 부위를 10회 이상 자극한다. 반대쪽 귀도 똑같이 실시한다.

●보인석 건강볼 부착하기

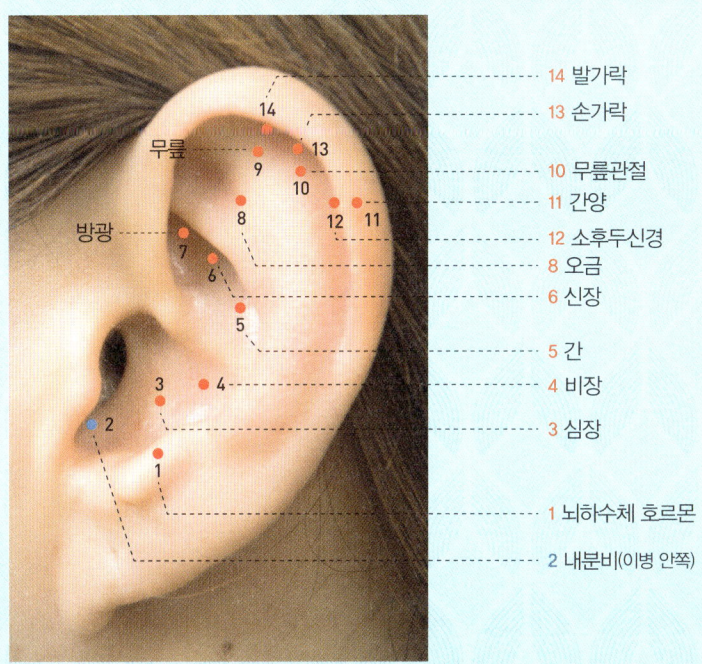

- 14 발가락
- 13 손가락
- 10 무릎관절
- 11 간양
- 12 소후두신경
- 8 오금
- 6 신장
- 5 간
- 4 비장
- 3 심장
- 1 뇌하수체 호르몬
- 2 내분비(이병 안쪽)

혈점의 기능

1. **뇌하수체 호르몬** : 내분비 조절, 당뇨병
2. **내분비** : 호르몬 관리, 염증성 피부 질환, 갱년기 장애
3. **심장** : 심장계통 질환, 신경계통 질환
4. **비장** : 소화기계통 질환, 부종, 질병 후 쇠약
5. **간** : 만성피로, 혈액 정화, 소화효소 분해
6. **신장** : 내분비 질환, 뼈 질환, 노폐물 배설, 수분대사
7. **방광** : 방광염, 빈뇨, 요실금, 요통
8. **오금** : 무릎 주위 통증, 좌골신경통
9. **무릎** : 무릎 통증, 관절염, 성장통
10. **무릎관절** : 무릎 통증, 관절염, 성장통
11. **간양** : 간 기능 개선, 만성피로 회복
12. **소후두신경** : 경락소통, 반신불수, 마비증상 개선
13. **손가락** : 혈액순환 장애
14. **발가락** : 발목 통증, 통풍, 혈액순환 장애

- 보인석 참고하기(57쪽)
- 반대쪽 귀에도 똑같이 부착한다.
- 파란색 점은 귀 안쪽에 위치한 혈점을 뜻한다.

4

잘 낫지 않는 고질병, 이어테라피로 극복한다

만성위염, 자율신경의 조화를 이루라

위염 치료를 계속해도 증상이 3개월 이상 계속될 때 이를 만성위염이라고 한다. 신경성으로 왔다고 해서 신경성 위염이라고도 한다. 주로 소화불량, 명치 부위 통증, 복부 팽만감, 트림, 체중 감소, 식욕 감퇴, 구역질, 권태감 등의 증상이 나타난다. 보통은 증상에 대한 치료를 먼저 시도하고 위산억제제나 위장 점막 보호제를 투여한다.

만성위염의 원인은 대부분 조금씩은 들어서 알고 있을 것이다. 헬리코박터균 감염, 약물, 흡연, 만성적인 알코올 섭취, 불규칙한 식사 습관에 의한 담즙 역류 등이 있다. 음식을 빨리 먹거나 덜 씹거나 과식하는 것도 원인이 될 수 있다. 차거나 뜨거운 음료의 과다복용 등도 마찬가지다. 이런 습관이 오래 계속되면 만성위염을 일으키는 원인이 된다.

만성위염을 가지고 있는 대부분의 사람들이 크게 불편함을 못 느끼거나 증상을 가볍게 여기고 견디다가 급성 증상이 나타날 때가 되어

서야 병원을 찾는 일이 많다. 그러나 자각증상이 없는 경우라도 만성 위염에 대해 예방 관리를 해야 위 기능을 건강하게 유지할 수 있다.

우리 인체에서는 교감신경과 부교감신경이 상호작용하여 인체 내부 환경의 안정성을 유지한다. 위에 있어서 부교감신경은 위장관의 연동운동과 소화액 분비를 자극해 소화와 흡수를 촉진하고, 반대로 교감신경은 이를 억제하는 작용을 한다. 따라서 위의 건강을 위해서는 자율신경의 균형적인 조화가 중요하다.

이어테라피는 정신적 스트레스를 완화하면서 심신의 안정을 유도해서 체내 자율신경이 조화를 이루도록 도와준다. 그러면 자연스럽게 위에서도 교감신경과 부교감신경이 조화를 이뤄 적절한 연동운동과 소화액 분비가 이루어진다. 귀에서 위, 식도 혈점을 검지로 강하게 문질러주면 도움이 된다.

이어테라피를 통한 관리를 시작하면 호전반응을 느끼는 경우가 많으며, 심하게는 멀미와 구토를 동반하는 경우도 있을 수 있다.

어린이집의 보육교사로 근무하는 분이 찾아온 적이 있다. 평소 만성위염 및 소화불량이 있어서 급하게 밥을 먹거나 무언가 신경 쓸 일이 있으면 자주 체하고 소화가 되지 않는다고 했다. 그래서 음식을 많이 먹지 못했고 소화제를 비상용으로 가지고 다닐 정도였다.

그녀는 스스로 이어테라피를 실행하기 위해 내 강의를 듣기 시작했다. 이어테라피를 배우고 나서부터 속이 더부룩한 증세가 나타나면 이륜각에 위치한 입, 식도, 분문, 위, 십이지장, 소장, 대장 부위를 강하게 문질렀다. 그리고 나서 보인석 건강볼을 부착하면 트림이 나오면서 급체가 좋아졌다고 한다. 이제 그녀는 소화제 대신 보인석을 상비약처럼 가지고 다닌다고 한다. 또 어린이집에 오는 아이들이 감기에 걸리거나 급체한 경우에도 이어테라피 관리를 해주니 아이 엄마들도 좋아한다고 한다.

귀 마사지하기

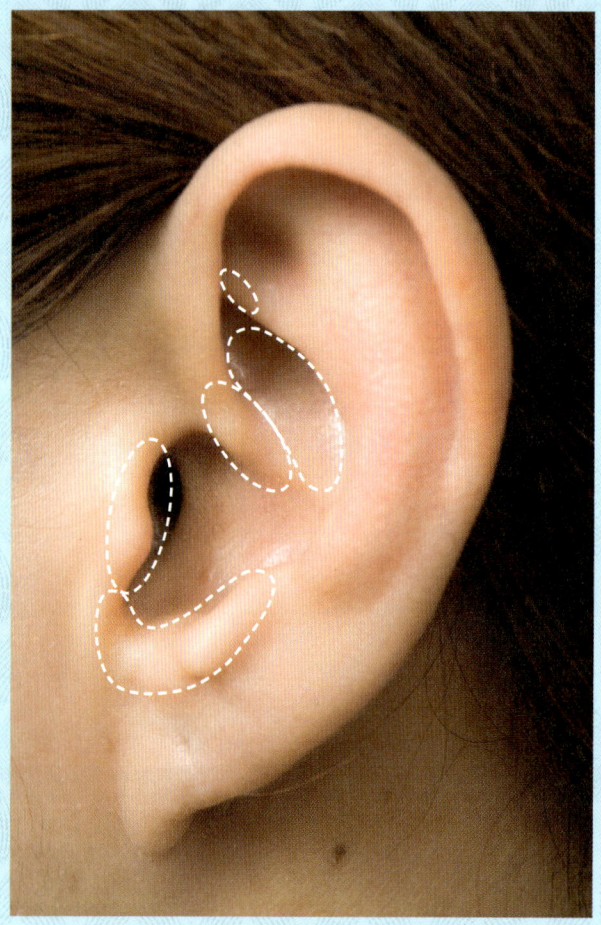

입, 식도, 분문, 위까지 검지를 이용하여 자극을 주며, 자극이 강할수록 좋다. 이륜각 전체를 마사지하면 십이지장, 소장, 대장까지 자극을 줄 수 있다. 횡경막 혈점까지 검지로 강하게 문질러준다. 머리가 있는 대이병 부위도 좀 더 자극한다.

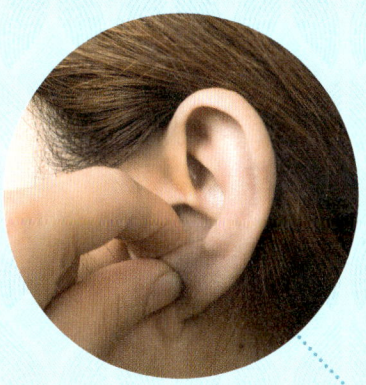

STEP 1

대이병에서 내분비 혈점까지 엄지와 검지를 이용하여 골고루 마사지한다.

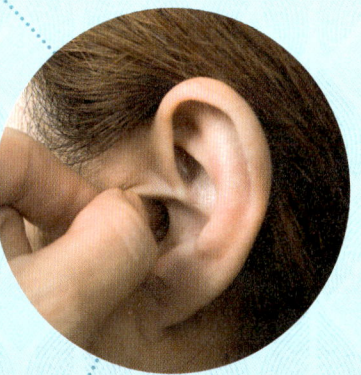

STEP 2

이병 부위의 안쪽과 바깥쪽을 꼬집듯이 비틀어 마사지한다.

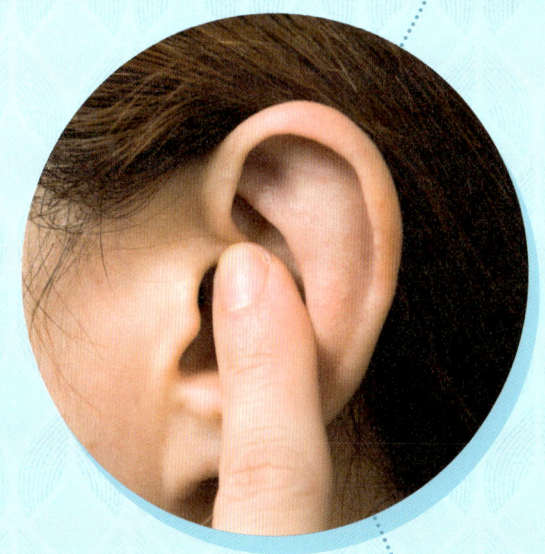

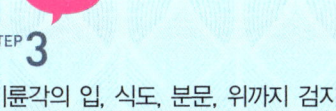

STEP 3

이륜각의 입, 식도, 분문, 위까지 검지를 이용하여 강하게 지압한다.

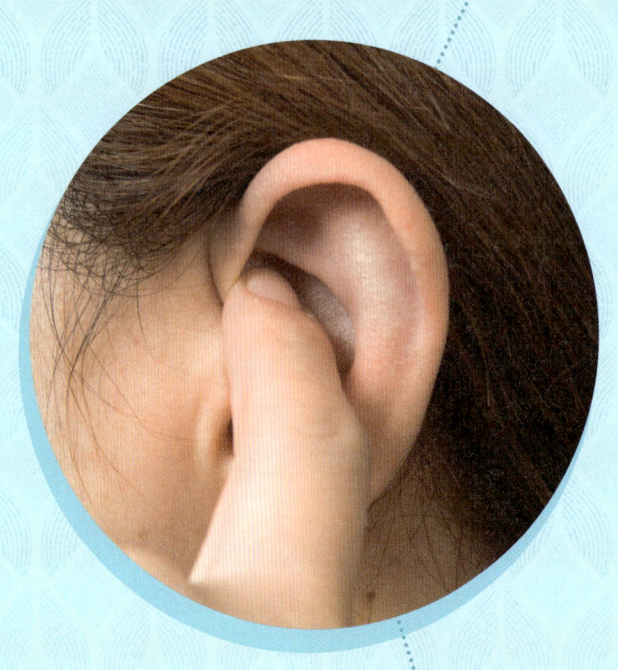

STEP 4
위, 십이지장, 소장, 대장까지 검지를 이용하여 강하게 지압한다.

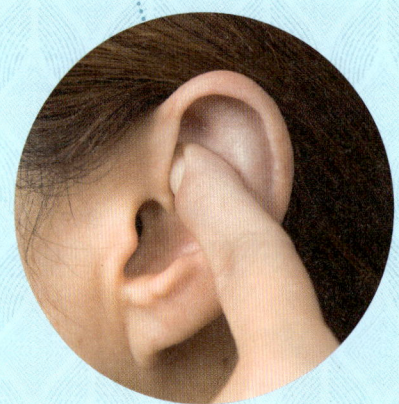

STEP 5
이갑정 안쪽과 신장, 간 부위를 검지를 이용하여 강하게 지압한다.

- 각 부위를 10회 이상 자극한다. 반대쪽 귀도 똑같이 실시한다.

보인석 건강볼 부착하기

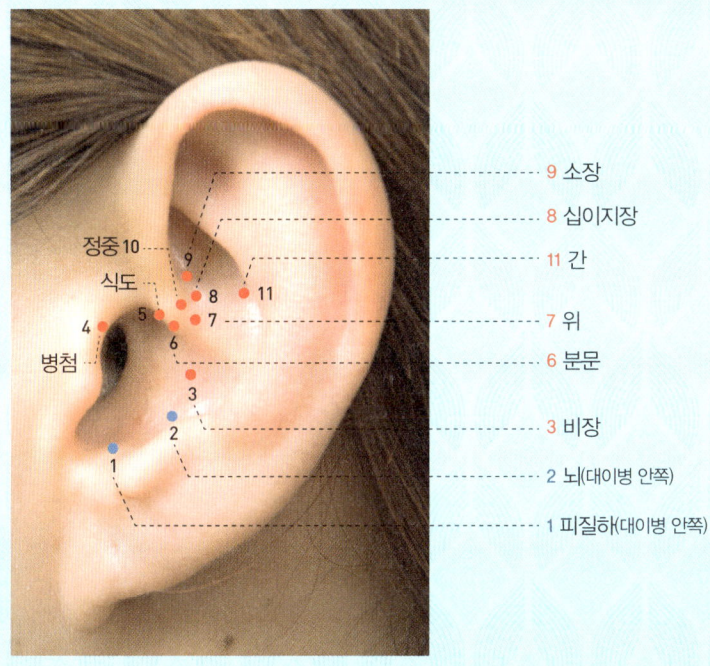

- 9 소장
- 8 십이지장
- 11 간
- 정중 10
- 식도
- 4
- 병첨
- 7 위
- 6 분문
- 3 비장
- 2 뇌(대이병 안쪽)
- 1 피질하(대이병 안쪽)

혈점의 기능

1. **피질하** : 소화기계통, 심혈관계통, 신경계통
2. **뇌** : 뇌 관련 질환, 신경, 내분비, 소화기 질환
3. **비장** : 소화기계통 질환, 부종, 설사
4. **병첨** : 인체의 염증, 통증 완화
5. **식도** : 역류성 식도염, 구토, 멀미
6. **분문** : 소화불량, 구토, 트림
7. **위** : 소화불량, 위염, 위궤양
8. **십이지장** : 십이지장 질환, 담석증
9. **소장** : 소화불량, 변비, 영양불량
10. **정중** : 복통, 급체, 생리통
11. **간** : 만성피로, 혈액 정화, 소화효소 분해

- 보인석 참고하기(57쪽)
- 반대쪽 귀에도 똑같이 부착한다.
- 파란색 점은 귀 안쪽에 위치한 혈점을 뜻한다.

고혈압, 혈점 자극으로 혈압을 내린다

혈압이란 혈액이 혈관 벽에 가하는 압력을 말한다. 수축기 혈압(최고혈압)은 심장이 수축하면서 혈액을 내보낼 때 혈관에 가해지는 압력이고, 확장기 혈압(최저혈압)은 심장이 확장되면서 혈액이 유입될 때 혈관이 받는 압력이다.

18세 이상의 성인이 수축기 혈압이 140mmHg 이상인 경우, 그리고 확장기 혈압이 90mmHg 이상인 경우를 고혈압이라 한다. 그중에서도 원인 질환이 발견되지 않는 경우를 본태성(일차성) 고혈압, 원인 질환이 밝혀지고 그로 인해 고혈압이 발생하는 경우를 이차성 고혈압이라 한다.

전체 고혈압 환자 중 약 95%, 즉 대부분이 본태성 고혈압이다. 본태성 고혈압이 생기는 근본적인 이유는 심박출량(심장에서 1분 동안 내보내는 혈액의 양)이 증가하거나 말초 혈관 협착으로 고혈압의 상태가 장기적으로 지속되기 때문이다.

고혈압이 있으면 신체 각 부위에 다양한 합병증이 발생할 수 있다. 그중 상당수는 심장발작이나 뇌졸중, 신장병, 동맥경화와 같은 치명적인 문제다. 그렇기 때문에 고혈압이 무서운 것이다.

고혈압을 일으키는 원인으로는 가족력, 음주, 흡연, 고령, 운동 부족, 비만, 짜게 먹는 식습관, 스트레스 등의 환경적, 심리적 요인들이 있다. 고혈압에는 약물 치료도 중요하지만 너무 과도하게 약물을 사용하면 위험할 수 있다. 그러니 약물 사용 단계까지 진행되지 않도록 예방 관리에 주력하는 것이 중요하다. 최근에는 많은 사람들이 예방과 관리의 중요성을 인식하고 있다.

우선 강조하고 싶은 것은 고혈압 예방을 위해 이어테라피를 실행하는 것이다. 귀에는 신기하게도 고혈압 혈점이 존재한다. 이 고혈압점을 자극하면 심신의 안정에 도움이 된다. 또 이어테라피는 식욕억제를 통해 다이어트를 돕고 비만을 치료해서 결과적으로 혈압을 낮추어준다. 금주와 금연도 병행하면 훨씬 좋은 효과를 얻을 수 있다.

그런데 이어테라피를 할 때 주의해야 할 것이 있다. 이어테라피의 큰 장점은 어느 혈점에 붙여도 거의 부작용이 없다는 것이지만 고혈압과 저혈압 혈점에서만은 예외다.

내가 이어테라피를 처음 공부하기 시작했을 때의 일이다. 지인 중에 혈압이 높아 이어테라피를 받고 싶어 하는 이가 있어서 보인석을 부착해주었다. 그런데 얼마 지나지 않아 혈압이 계속 올라가는 느낌이라고 했다. 고혈압점에 부착해야 하는걸 착각해서 혈압을 올려주는 저혈압점에 부착했던 것이다. 그래서 보인석을 제거하고 안정을 취했

더니 서서히 혈압이 떨어졌다.

　나는 저혈압인데 실험 삼아 고혈압에 보인석을 첩압해본 적이 있다. 역시나 조금만 지나도 어질어질한 증상이 느껴졌다. 그 정도로 고혈압, 저혈압의 혈점은 효과가 좋다. 따라서 혈점을 착각하지 않도록 주의해서 부착하길 바란다. 고혈압 환자의 경우 고혈압 혈점에 일주일에 2회 정도 부착해주면 도움이 많이 될 것이다.

귀 마사지하기

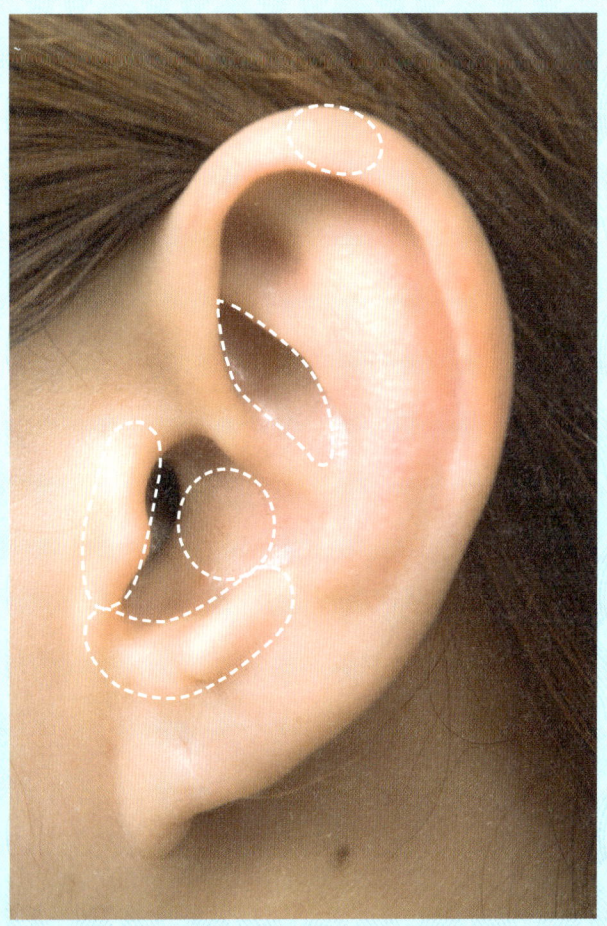

머리가 있는 대이병 부위부터 엄지와 검지를 이용하여 자극하면서 이병까지 이어지도록 마사지한다. 이갑정 부위를 중지로 자극하고 이첨 부위가 자극되도록 마사지한다. 고혈압점은 손톱이나 자극봉 등 뾰족한 것으로 눌러서 자극한다.

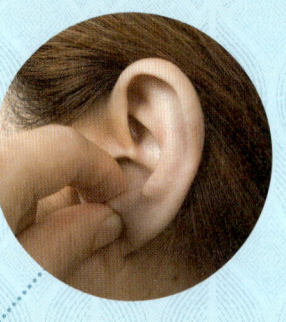

STEP 1

대이병에서 내분비 혈점까지 엄지와 검지를 이용하여 골고루 마사지한다.

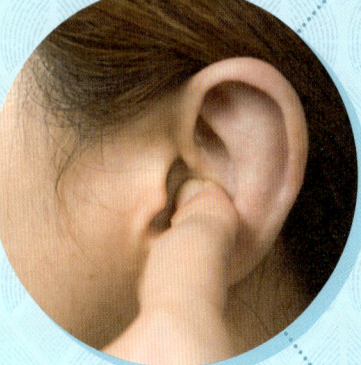

POINT

STEP 2

검지를 곧게 펴서 이갑강 부위를 골고루 마사지한다.

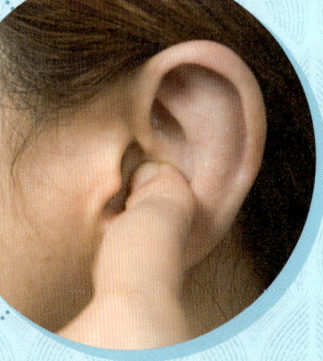

POINT

STEP 3

이병 부위의 안쪽과 바깥쪽을 꼬집듯이 비틀어 마사지한다. 고혈압 혈점은 더욱 강하게 자극한다.

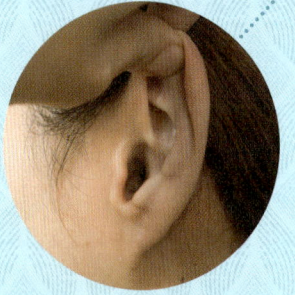

STEP 4

귓바퀴 상단의 이첨과 이륜결절 부분을 두 손가락으로 골고루 마사지한다.

• 각 부위를 10회 이상 자극한다. 반대쪽 귀도 똑같이 실시한다.

보인석 건강볼 부착하기

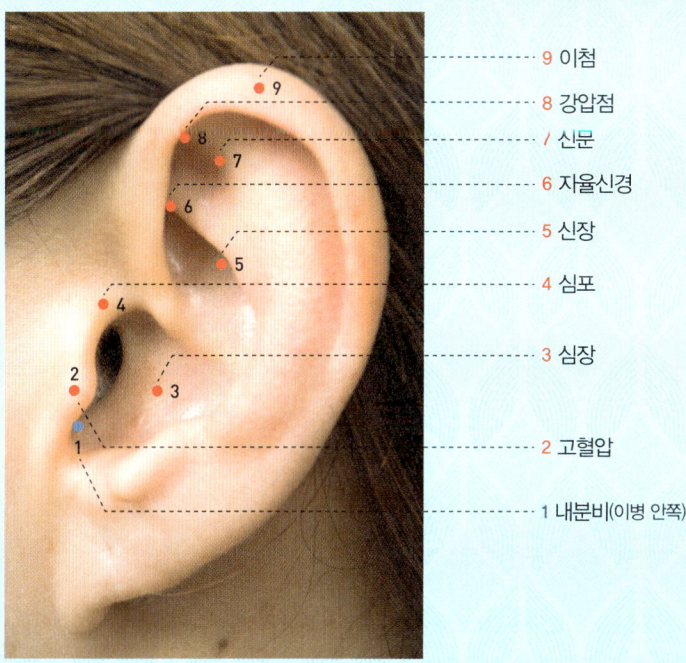

9 이첨
8 강압점
7 신문
6 자율신경
5 신장
4 심포
3 심장
2 고혈압
1 내분비(이병 안쪽)

혈점의 기능

1. **내분비** : 호르몬 관리, 부신 기능 강화
2. **고혈압** : 고혈압, 심장 질환
3. **심장** : 심장계통 질환, 신경계통 질환
4. **심포** : 가슴이 답답할 때, 심장이 두근거릴 때
5. **신장** : 내분비 질환, 노폐물 배설, 수분대사
6. **자율신경** : 자율신경 기능 조절, 긴장 해소
7. **신문** : 각종 원인으로 오는 통증, 염증성 질환, 뇌 건강
8. **강압점** : 고혈압, 혈압으로 인한 두통, 어지럼증
9. **이첨** : 정신계통 질환, 두통, 어지럼증, 혈압 안정

- 보인석 참고하기(57쪽)
- 반대쪽 귀에도 똑같이 부착한다.
- 파란색 점은 귀 안쪽에 위치한 혈점을 뜻한다.

비염, 오장육부를 함께 관리하라

비염이란 코 점막에 생기는 염증성 질환이며, 여러 가지 원인 및 병태생리가 복합적으로 작용하여 발생한다. 흔히 재채기를 연속적으로 하게 되고, 동시에 콧물이 흐른다. 눈과 코의 가려움증과 코막힘이 대표적인 증상이며. 그 밖에 눈물, 두통, 후각 감퇴, 폐쇄성 비음 등의 증상이 나타난다.

비염은 보통 급성과 만성으로 나누는데, 그 외에 알레르기성 비염 등이 있다. 급성 비염은 흔히 감기라고 말하는 감염성 비염이다. 또 만성 비염은 감염성과 비감염성으로 다시 나누어진다. 비감염성 만성 비염의 원인으로는 알레르기 비염, 비강 구조의 해부학적 이상, 자율신경계의 불균형, 호르몬 이상, 약물, 정서 불안 등이 있다.

알레르기 비염이 있는 사람은 갑작스런 온도 변화, 찬 공기, 담배연기, 공해물질 등의 자극에도 과민한 반응을 보이게 된다. 진드기, 개털에 과민한 경우에도 비염 증상을 보일 수 있다.

비염의 합병증으로 중이염, 부비동염, 인후두염, 편도염 등이 있다. 치료는 원인에 따라 다르겠지만, 부비동염, 편도염 등이 있는 경우에는 이를 먼저 치료한다. 항생제나 스테로이드제로 약물 치료를 하는 경우가 많다.

특히 만성적인 비염은 생활의 질까지 떨어뜨린다. 그런데도 치료가 쉽지 않기 때문에 환자들은 치료나 개선을 위한 노력을 포기하는 경우가 많다. 그러나 조금만 노력하면 얼마든지 호전될 수 있으므로 포기하지 않고 관리하는 것이 중요하다.

이어테라피는 코만 관리하는 것이 아니라 심장, 폐, 소장, 대장에 대한 관리를 함께 해주어 비염의 근본적인 치료를 돕는다. 목이나 편도 등도 동시에 자극되도록 하고, 특별히 약을 복용하는 것이 아니기 때문에 병원 치료와 병행할 수 있어서 좋다. 병원 치료가 끝난 이후에도 전신의 건강 상태나 면역력을 위해 꾸준히 이어테라피 관리를 받는다면 재발을 방지하는 데 큰 도움이 된다. 비염은 다른 질환에 비해 효과도 좋아서 만족도가 높은 편이다.

하루는 한 어머니가 중학교 1학년인 아들을 데려왔다. 그 학생은 3년 전 축농증이 심해서 수술을 받았는데 많이 회복되었다가 최근에 다시 콧물, 코막힘이 심해졌다고 했다. 병원치료와 병행할 수 있는 관리를 찾고 있던 중에 우리 센터를 방문했다. 환절기에는 비염과 축농증이 더 심해지는데 이 학생은 코막힘으로 숨쉬기조차 괴로워했다.

그래서 귀의 병첨, 신상선, 인후, 내비, 외비를 자극하자 아주 탁월한 효과를 보였다. 보인석을 부착해주자 그 통증이 주사를 맞는 것보다 더 아프다고 했지만 그 덕에 비염은 좀 나아졌다고 했다. 그 후에도 일주일에 2회 정도 관리를 꾸준히 받았다. 학생의 어머니는 직접 이어테라피를 배우기까지 해서 아들을 꾸준히 관리해주었다. 지금도 환절기가 되면 비염 증상이 있기는 하지만 약을 복용하는 대신 이어테라피를 받으면 좋아질 정도로 호전되었다. 무엇보다 약의 부작용을 걱정할 필요 없이 간단한 마사지로 증상이 좋아지니 생활이 훨씬 편해졌다며 기뻐했다.

귀 마사지하기

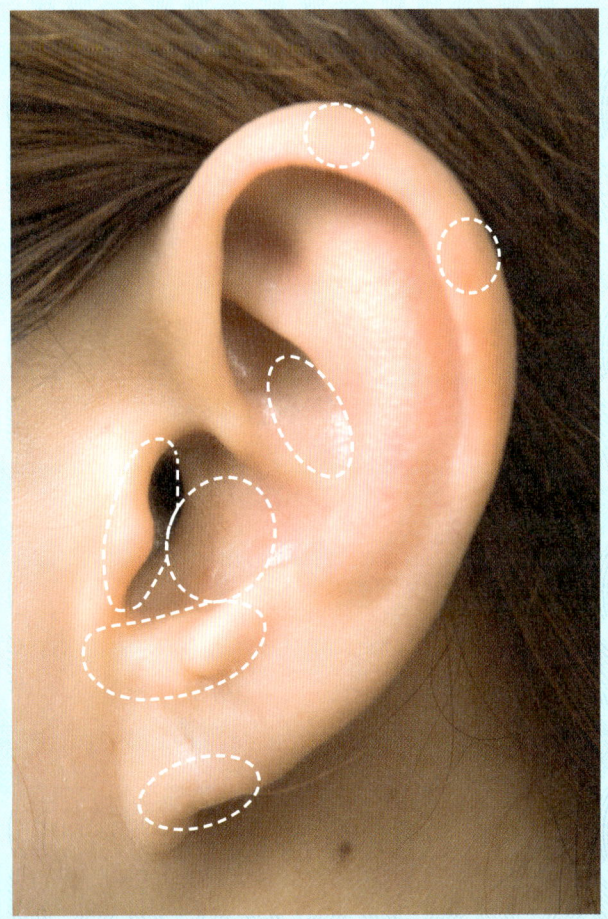

이병 부분의 병첨, 신상선, 내비, 외비을 자극한다. 뇌가 있는 대이병 부위부터 엄지와 검지를 이용하여 자극한다. 대이병을 골고루 자극하면 내분비 혈점까지 연결되어 자극이 된다. 또 이수(귓불) 끝을 강하게 자극한다.

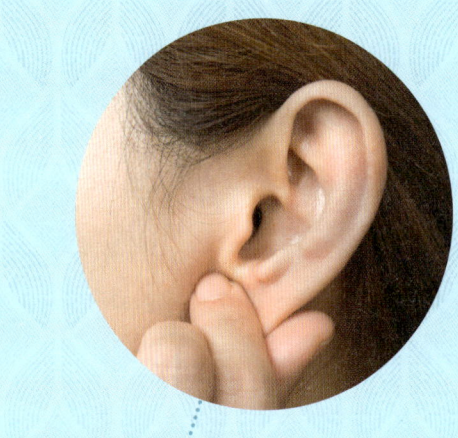

STEP 1

얼굴에 해당하는 이수 부위를 전체적으로 지압한다.

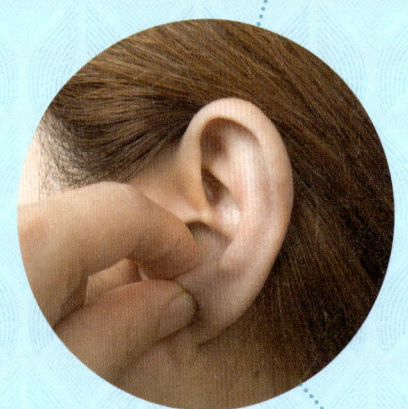

STEP 2

대이병과 내분비 혈점을 엄지와 검지를 이용하여 골고루 마사지한다.

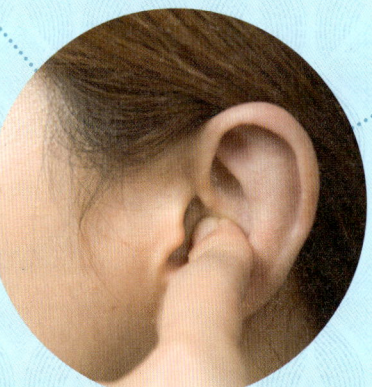

STEP 3

폐, 심장이 있는 이갑강(귓구멍의 아랫부분)을 강하게 눌러서 자극한다.

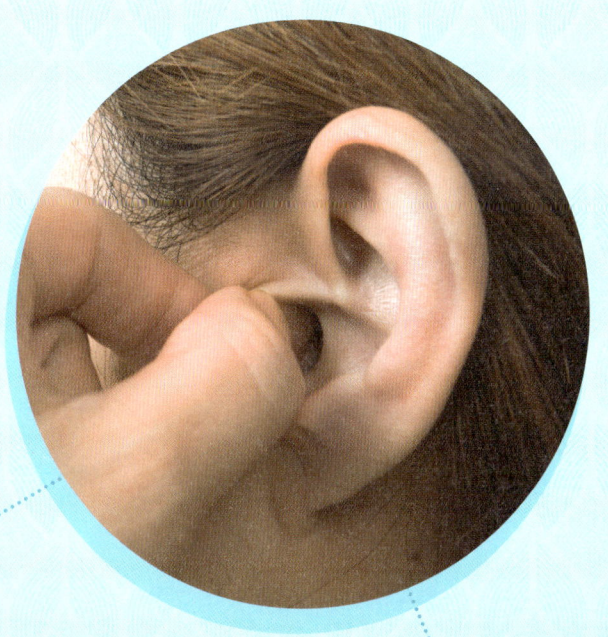

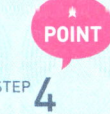

STEP 4

이병 부위의 안쪽과 바깥쪽을 꼬집듯이 비틀어 마사지한다.

TIP | 5분 이상 집중적으로 마사지한다.

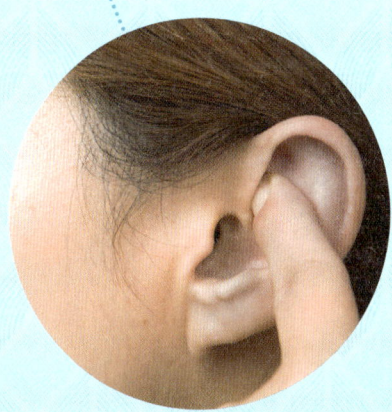

STEP 5

검지를 곧게 펴서 이갑정 부위를 안쪽에서 바깥쪽으로 밀어준다.

• 각 부위를 10회 이상 자극한다. 반대쪽 귀도 똑같이 실시한다.

• 보인석 건강볼 부착하기

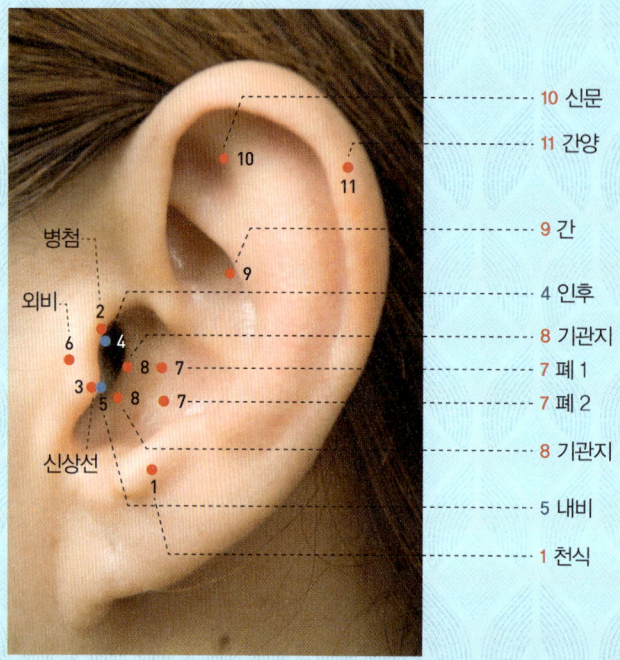

혈점의 기능

1. **천식** : 기침, 해소, 천식, 비염
2. **병첨** : 인체의 염증, 진정, 진통, 해열작용
3. **신상선** : 각종 염증성 질환, 알레르기 억제, 면역기 질환
4. **인후** : 급만성 편도염, 인후염, 목감기, 비염
5. **내비** : 코감기, 비염
6. **외비** : 코감기, 비염
7. **폐 1, 폐 2** : 호흡기 질환, 비염, 감기, 천식
8. **기관지** : 급만성 기관지염, 감기, 비염
9. **간** : 만성피로, 혈액 정화, 소화효소 분해
10. **신문** : 각종 원인으로 오는 통증, 염증성 질환
11. **간양** : 간 기능 개선, 만성피로 회복, 두통, 어지럼증

- 보인석 참고하기(57쪽)
- 반대쪽 귀에도 똑같이 부착한다.
- 파란색 점은 귀 안쪽에 위치한 혈점을 뜻한다.

변비는 신장과 관계있다

변비는 배변 횟수가 적거나 배변이 힘든 증상으로, 배변이 3~4일에 한 번 미만인 경우를 말한다. 우리나라 전체 인구의 5~20%가 증상을 호소한다고 하며 연령이 증가할수록 그 빈도가 증가한다. 그리고 남성보다 여성이 변비의 괴로움을 호소하는 경우가 많다.

변비와 동시에 체중감소, 혈변, 복통 등의 동반 증상이 있다면 병원 검사를 받아볼 필요가 있다. 변의가 생기면 참지 말고 바로 배변을 하고, 일정한 시간에 변기에 앉는 습관을 가지는 것도 중요하다. 불안감을 갖지 않고 편안하게 배변하도록 노력하고, 배변이 어려울 때에는 변기에 앉은 발밑에 15cm가량의 받침대를 받쳐서 고관절을 더 쪼그리면 변을 보기 쉽다.

《동의보감》 내경편을 보면 이런 구절이 나온다.

'신(腎, 신장)은 다섯 가지 액(液)을 주관하는데, 진액이 윤택하면 대변이 제대로 나온다. 만약 지나치게 굶거나 많이 먹은 후 힘든 일을 하거나, 맵고 열나는 음식을 먹어서 화사(火邪)가 혈(血) 속에 숨게 되면, 진음(眞陰)이 없어지고 진액이 적어지기 때문에 대변이 굳어진다. 또 나이가 든 노인은 기가 허하여 진액이 부족해 변비가 된다.'

　이 말을 해석해보면 변비는 신장과 관계가 있는 것으로 여겨진다. 그래서 변비에 걸린 고객이 오면 나는 이어테라피를 통해 신장, 변비점, 직장점 등을 충분히 마사지해준다. 변비가 만성적으로 지속되어 장기간 약을 복용한 경우일수록 개선되는 데는 많은 시간이 걸린다. 변비 증상이 더 심해졌다가 좋아지는 명현반응도 나타난다. 급성인 경우에는 변비에 관련된 혈점만 강하게 10분 정도 자극해주어도 금방 화장실에 가기도 한다. 개인적인 차이가 있지만 꾸준히 마사지를 하고 주 2회 정도 보인석을 첩압하면 서서히 좋아질 것이다.

　물론 식습관과 생활습관을 동반하면 더 좋다. 하루 2L 이상 물을 마시고 매일 배변하는 습관이 갖도록 하자. 또 이미 알려진 것처럼 변비에는 식이섬유가 도움이 된다. 식이섬유는 체내에서 분해되지 않으며 수분을 함유하는 능력이 있기 때문이다. 따라서 전곡류, 과일류, 채소류 등 식이섬유가 풍부한 식품을 섭취해서 대변량을 증가시키는 방법이 권장된다. 그러나 바쁜 생활 속에서 이를 매일 실행하기는 쉽지 않은 일이다. 그럴 때 이어테라피를 병행하면 다소 나쁜 식생활도 보완해줄 수 있을 것이다.

귀 마사지하기

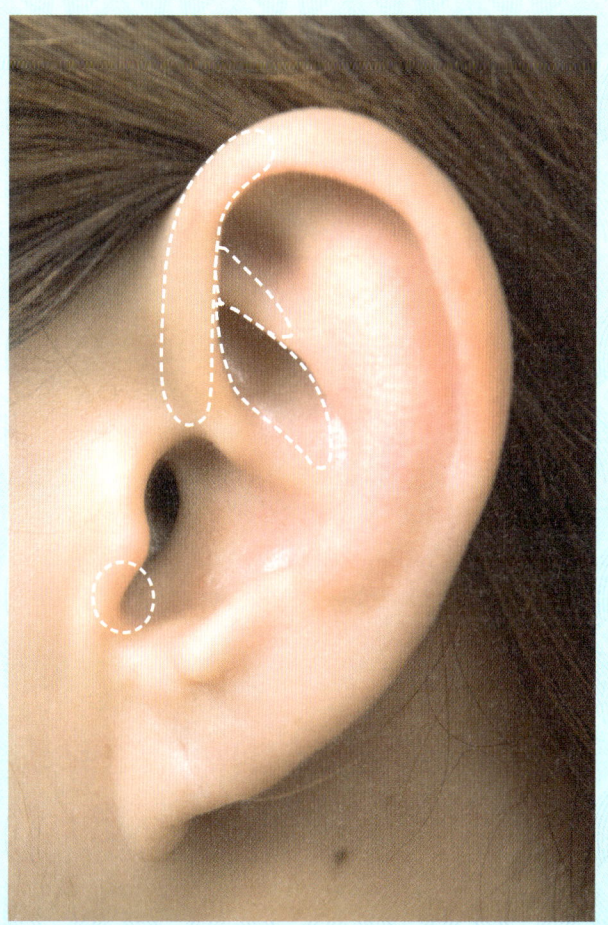

소장, 대장 그리고 소화기관 전체가 있는 이륜각을 자극한다. 신장, 방광, 내분비 혈점을 자극하고 이륜각 위쪽의 직장과 항문점까지 강하게 자극해준다.

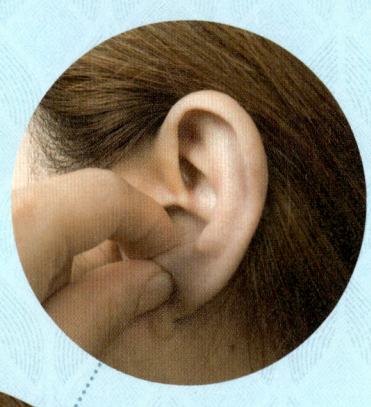

STEP 1

내분비 혈점을 엄지와 검지를 이용하여 골고루 마사지한다.

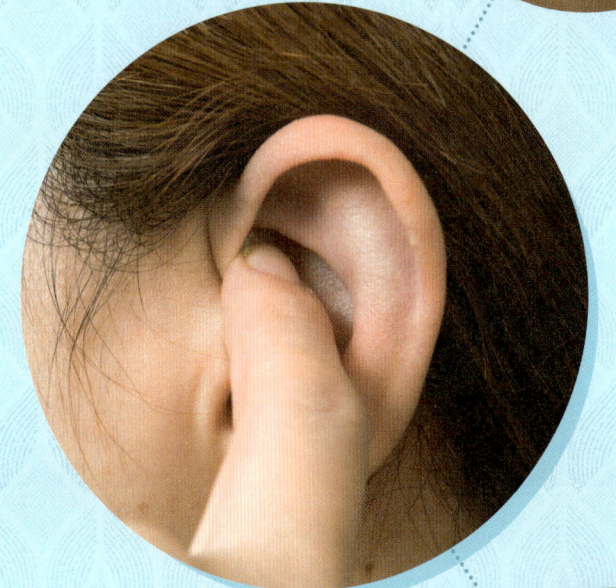

STEP 2

위, 십이지장, 소장, 대장까지 검지를 이용하여 강하게 지압한다.

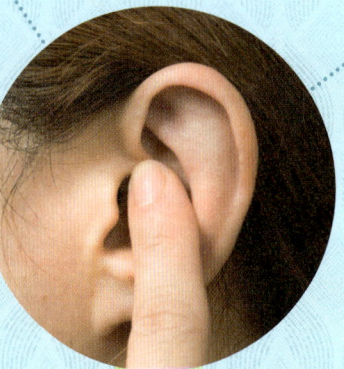

STEP 3

검지를 이용하여 이륜각 위의 이중 직장 혈점에서 항문까지 강하게 지압한다.

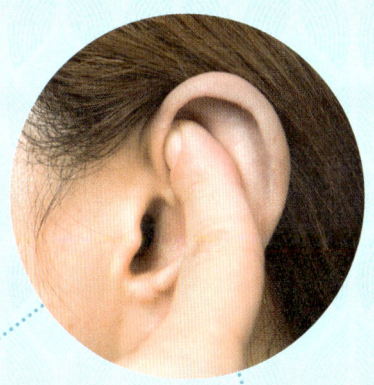

STEP 4

이갑정 안쪽과 신장 부위을 검지를 이용하여 강하게 지압한다.

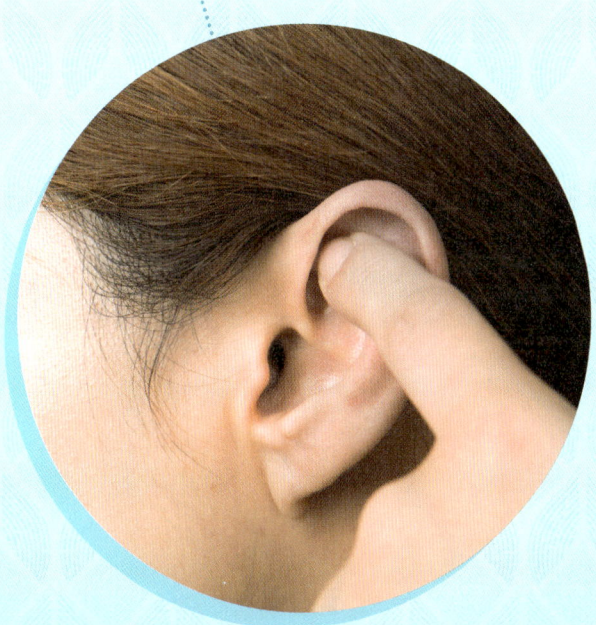

★ POINT

STEP 5

삼각와의 직장 하단과 변비혈을 강하게 자극한다.

- 각 부위를 10회 이상 자극한다. 반대쪽 귀도 똑같이 실시한다.

• 보인석 건강볼 부착하기

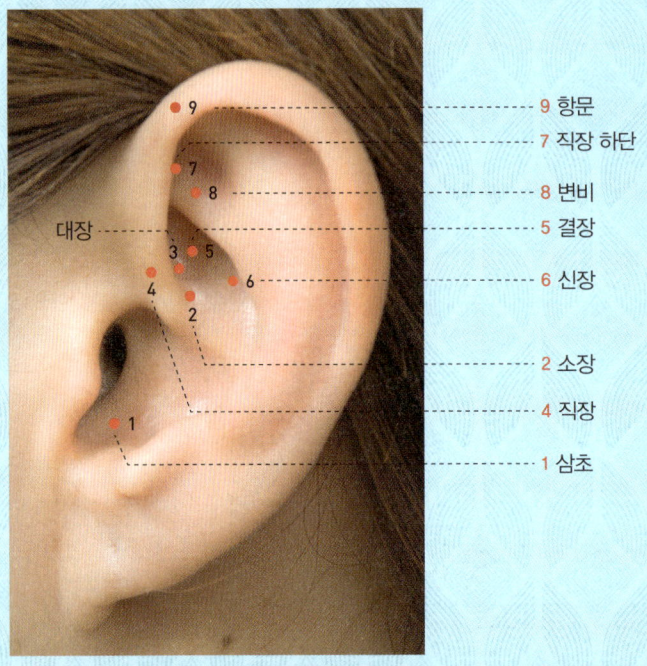

- 9 항문
- 7 직장 하단
- 8 변비
- 5 결장
- 대장
- 6 신장
- 2 소장
- 4 직장
- 1 삼초

혈점의 기능

1. **삼초** : 오장육부 모든 질환, 만성 질환, 신진대사 조절
2. **소장** : 소화불량, 변비, 영양불량
3. **대장** : 과민성 대장 증상, 변비, 설사
4. **직장** : 만성 대장 질환. 변비, 설사, 항문 질환
5. **결장** : 과민성 결장염, 소화불량
6. **신장** : 내분비 질환, 노폐물 배설, 수분대사
7. **직장 하단** : 결장 기능 장애, 장염, 변비
8. **변비** : 만성변비, 숙변 제거
9. **항문** : 항문과 관련된 모든 질환, 탈항, 치질

- 보인석 참고하기(57쪽)
- 반대쪽 귀에도 똑같이 부착한다.
- 파란색 점은 귀 안쪽에 위치한 혈점을 뜻한다.

이명의 소음에서 해방되자

내가 이어테라피 건강센터를 운영하면서 가장 많이 접하는 증상 중 하나가 이명이다. 이명은 외부로부터 청각적인 자극이 없는데도 귀에서 소리가 들린다고 느끼는 상태를 뜻한다. 갑상선 질병, 당뇨 같은 대사성 질환, 알레르기, 면역성 질병 등이 청각세포를 손상시켜서 발생할 수 있다. 중이염, 고막천공, 내이염, 메니에르증후군 등을 갖고 있는 환자에게 나타날 수도 있다. 청력이 정상인 경우에도 나타날 수 있으며, 난청을 동반하기도 한다. 우리나라 인구의 약 15% 정도가 이명 증세를 경험한다고 하는데, 잠을 이루지 못하고 일상생활을 하기 힘들 정도로 극심한 증세가 나타나는 경우도 있다.

한의학에서는 이명의 원인을 실증(實證)과 허증(虛證)으로 나눈다. 실증은 주로 풍열(風熱), 간담화(肝膽火), 담화(痰火), 어혈(瘀血) 등으로 인해 발생한다. 풍열(風熱)이나 주열(酒熱)은 감염이나 지나친 음주로 인해 이명이 나타나는 경우다. 담화(痰火)가 원인일 경우에는 몸

안에 있는 수분이 열을 받거나 수분 대사가 원활하지 않고 끈적해서 허열이 발생하고, 매미 우는 소리 같은 것이 들린다. 스트레스가 원인일 경우에는 간담화(肝膽火)라고 하는데, 스트레스와 관계된 장기를 간(肝)으로 보기 때문이다. 중저음의 소리보다는 고음이 들리고, 수면 장애, 불안감, 상열감, 두통을 동반하게 된다. 마지막으로 어혈은 혈(血)의 순환이 정체되면서 나타나는 현상이다.

한편 허증은 노화가 진행되면서 오장육부의 기능이 약해지며 발생한다. 그중에서 비장, 위장, 간과 신장은 영양을 흡수하고 면역을 유지하는 것과 관련이 있다. 특히 신장은 귀와 관련이 많은 장기로, 신장 기능이 저하되어 이명에 걸리면 웅웅거리는 소리가 들리거나 귀가 먹먹한 증상을 보인다.

5년쯤 전에 한 여성 고객이 어머니의 이명 증상을 상담해왔다. 전라도 광주에 사시는 어머니는 이명이 생긴지 10년이 넘었다고 했다. 귀에서 풀벌레 소리, 매미소리, 기차 소리 등 7가지 이상의 소리가 난다고 했다. 귀에서 이렇게 소리가 나니 청력이 떨어지는 증상도 있고 불편이 이만저만이 아니었다. 그러던 중 딸에게서 이어테라피에 대해 듣고 광주에서 한걸음에 달려오셨다.

광주에서 일주일에 두 번씩 서울로 온다는 것이 쉽지는 않다. 하지만 이명으로 인해 생활에 워낙 불편함이 크다 보니 지푸라기라도 잡고 싶은 심정이라며, 우선 6개월 동안 관리를 받아보겠다고 했다.

그렇게 일주일에 2회씩 관리가 시작되었다. 귀를 정성들여 마사지하고 몸 전체에 도움이 되도록 오장육부 혈점을 비롯해 귀에 해당하는 혈점에 보인석를 부착했다. 워낙 만성이다 보니 처음 3개월 동안에는 큰 반응이 없었으나 4개월째에 접어들면서 조금씩 반응이 오기 시작했다. 하루 종일 소리가 나던 것이 낮에는 생활하는 데 불편함이 없을 정도로 좋아졌다고 했다. 8개월 정도가 지나자 밤에도 증상이 나아지고 청력도 좋아진 것 같다고 기뻐했다.

이명은 뚜렷한 원인을 파악하고 치료하기가 쉽지 않다고 한다. 최근에는 현기증, 이명, 난청을 동반하는 메니에르증후군 진단을 받은 이들을 많이 만났다. 나를 찾아오는 이들은 이미 병원 치료를 시도한 경험이 있는 경우가 대부분이다. 병원 치료 이후에도 증상이 사라지지 않아서 괴로움을 호소하는 것이다. 청신경이나 귀의 직접적인 문제가 아니라면 이어테라피는 귀 건강에 큰 도움을 준다. 오장육부를 건강하게 만드는 귀 마사지를 통해 면역력을 증강시켜 여러 질환을 예방하고 개선에 도움을 줄 수 있는 것이다.

귀 마사지하기

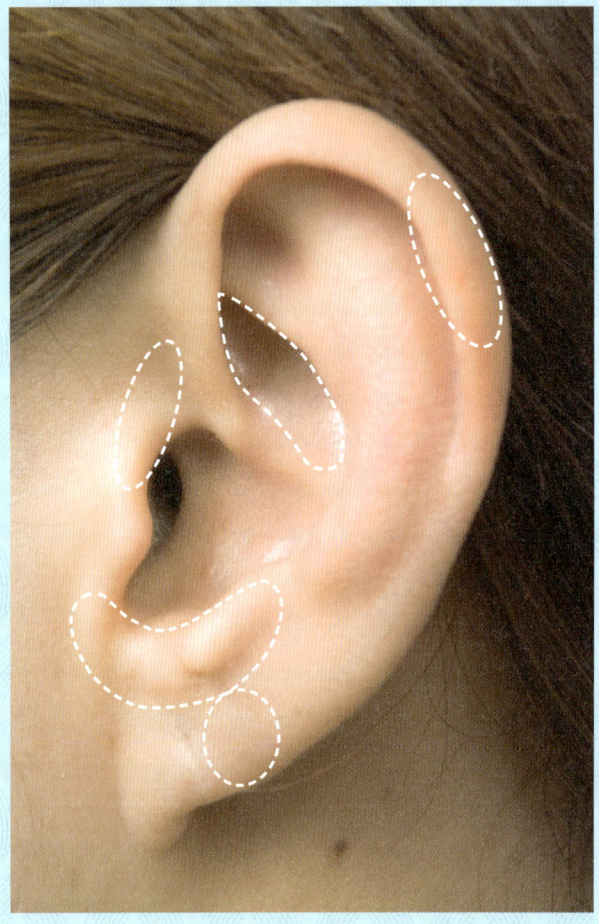

뇌가 있는 대이병 부위부터 엄지와 검지를 이용해 자극하고, 얼굴 전체에 해당하는 이수를 골고루 자극한다. 신경쇠약점과 신경쇠약구를 자극하면 좋다. 내분비 혈점까지 자극하고 자율신경이 있는 대이륜하각을 자극하는 것도 도움이 된다. 이병 앞쪽의 외이 역시 자극되도록 한다.

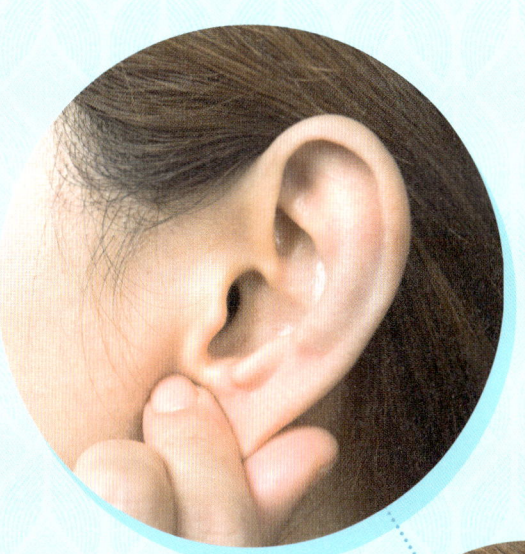

STEP 1

이수 전체와 내이(속귀) 부위를 자극한다.

TIP | 내이 부위는 평소에도 수시로 자극하면 더욱 도움이 된다.

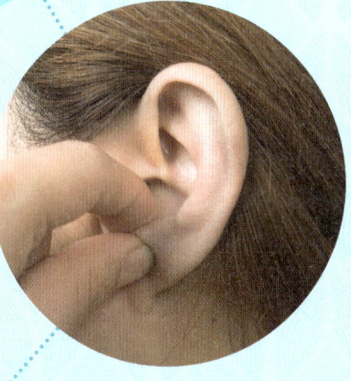

STEP 2

대이병에서 내분비 혈점까지 엄지와 검지를 이용하여 골고루 마사지한다.

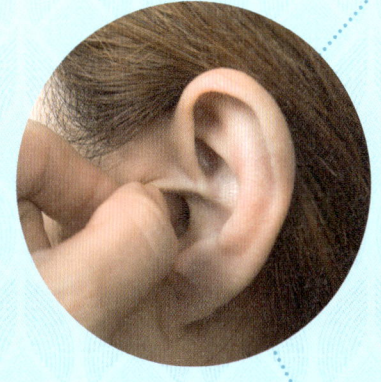

STEP 3

이병 부위의 안쪽과 바깥쪽을 꼬집듯이 비틀어 마사지한다.

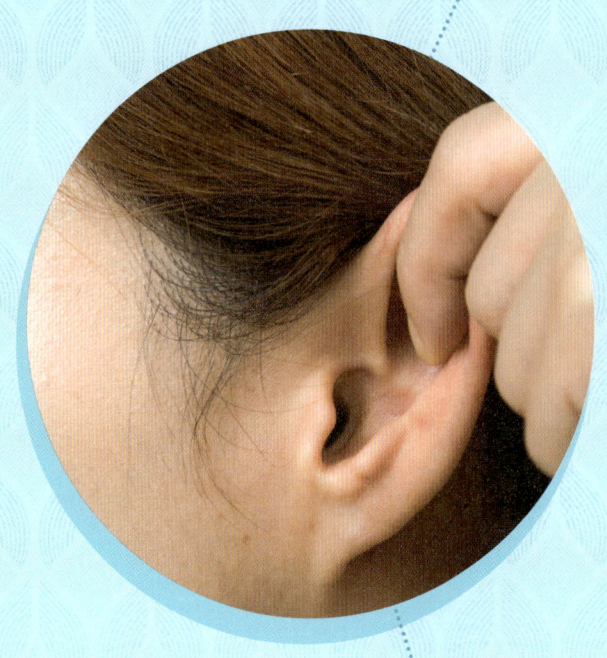

STEP 4

이갑정 안쪽의 신장 부위를 검지를 이용하여 지압한다.

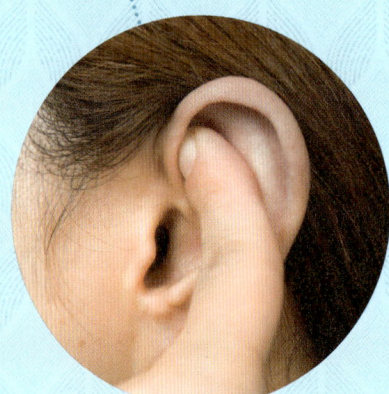

STEP 5

자율신경이 있는 대이륜하각을 누르듯이 자극한다.

• 각 부위를 10회 이상 자극한다. 반대쪽 귀도 똑같이 실시한다.

• 보인석 건강볼 부착하기

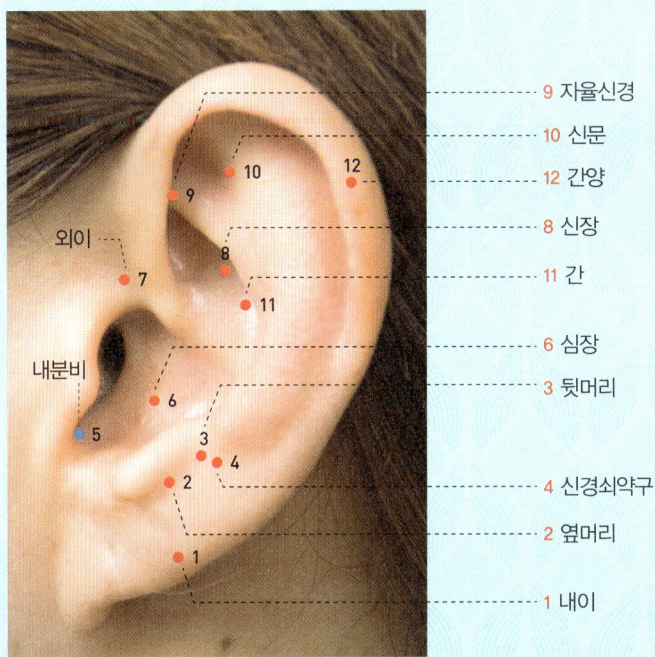

혈점의 기능

1. **내이** : 이명, 중이염, 난청, 어지럼증
2. **옆머리** : 편두통, 이명, 청력 감퇴, 멀미
3. **뒷머리** : 후두통, 각종 어지럼증, 정신 안정
4. **신경쇠약구** : 수면의 질 조절, 긴장 완화, 스트레스 조절
5. **내분비** : 호르몬 관리, 부신 기능 강화
6. **심장** : 심장계통 질환, 신경계통 질환, 불면증
7. **외이** : 이명, 청력 증진, 중이염
8. **신장** : 내분비 질환, 이명, 난청
9. **자율신경** : 자율신경 기능 조절, 긴장 해소
10. **신문** : 각종 원인으로 오는 통증, 염증성 질환, 중독성 질환
11. **간** : 만성피로, 혈액 정화
12. **간양** : 간 기능 개선, 두통, 어지럼증

- 보인석 참고하기(57쪽)
- 반대쪽 귀에도 똑같이 부착한다.
- 파란색 점은 귀 안쪽에 위치한 혈점을 뜻한다.

당뇨, 합병증을 막는 전체적인 관리가 필요하다

당뇨란 혈액 속에 포도당이 지나치게 많은 것을 말한다. 즉 혈당이 너무 높은 것이다. 음식으로 흡수한 탄수화물은 포도당으로 변하고, 이 포도당은 세포 하나하나에 흡수되어 에너지원으로 사용되어야 한다. 그런데 인슐린의 분비량이 부족하거나 정상적으로 분비되지 않으면 포도당이 흡수되지 못하고 혈중에 남는 것이다.

그 원인으로는 우선, 이뇨작용의 조절을 담당하는 뇌하수체 후엽 및 간뇌의 장애가 있다. 그 결과 체내에서 요구하는 양의 인슐린을 생성해내지 못한다. 또는 생성된 인슐린이 세포에 제대로 작용하지 못하기 때문일 수도 있다. 그리고 췌장이 파괴되어 인슐린 분비가 감소하는 경우도 있다. 수술 후 강한 스트레스도 원인일 수 있다. 스트레스는 부신피질에서 코티졸이 분비되게 하고, 이는 포도당 사용을 억제해서 혈당을 증가시키기 때문이다.

당뇨의 대표적인 증상은 3다(多), 즉 다뇨(多尿), 다음(多飮), 다식(多

食)이다. '다뇨'란 소변을 많이 보는 것이다. 그러면 탈수와 고혈당으로 혈액의 삼투압 상승이 일어난다. 탈수가 일어나니 물을 많이 마시게 되는 것이 '다음'이다. 당의 이용률이 낮아지고 소변으로 당을 잃기 때문에 많이 먹게 되니, 이것이 '다식'이다. 그러나 에너지원으로 사용되어야 할 당이 충분한 에너지를 만들어내지 못한다. 그 결과 쉽게 피로를 느끼고 체중이 감소한다.

당뇨가 심각한 질환인 이유는 합병증을 부르기 때문이다. 신장 기능의 저하, 혈관 내에 당이 축적되어 발생하는 동맥경화, 망막의 출혈로 인한 시력 저하, 부스럼, 무좀, 피부병 등 여러 합병증이 발생할 수 있다. 따라서 이어테라피는 간, 신장, 소장, 뇌, 근육, 뼈 등 전체적인 기관의 건강에 도움이 되도록 관리한다. 또 당뇨에 걸리면 여러 가지 호르몬들의 불균형이 생긴다는 인식 하에 관리한다.

당뇨병은 평생 혈당을 조절하며 인슐린 주사를 맞아야 하는 질병이다. 합병증 또한 주의해야 한다. 그만큼 철저한 자기관리가 필요하다. 비만을 예방하며, 콜레스테롤과 혈압 관리를 해야 하고, 혈액이 맑아지도록 해야 한다. 즉 생활습관 자체를 건강하게 유지하는 것이 무엇보다 중요하다.

귀 마사지하기

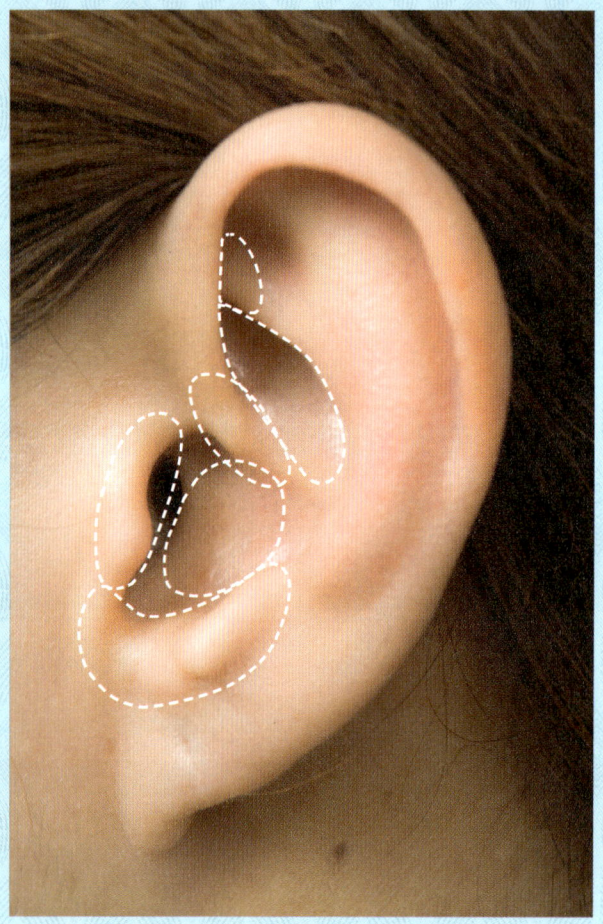

뇌, 피질하, 자율신경과 혈액을 관장하는 심장, 신장, 췌담혈을 자극하며, 신경쇠약점을 지속적으로 관리하는 것이 좋다.

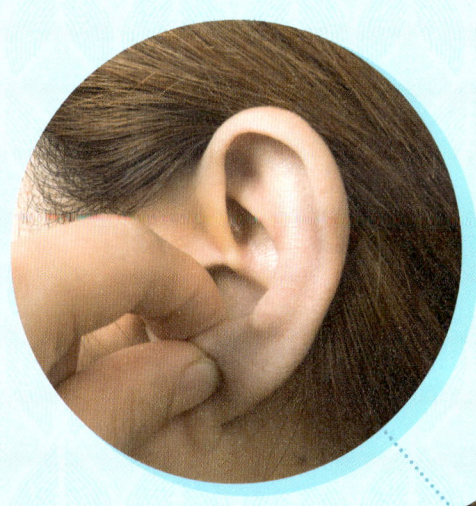

STEP 1 POINT

대이병에서 내분비 혈점까지 엄지와 검지를 이용하여 골고루 마사지한다.

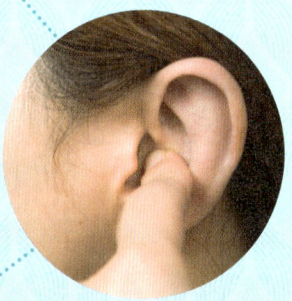

STEP 2

폐, 심장이 있는 이갑강(귓구멍의 아랫부분)을 강하게 눌러서 자극한다.

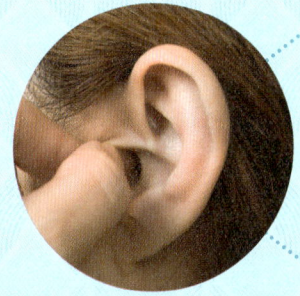

STEP 3

이병 부위의 안쪽과 바깥쪽을 꼬집듯이 비틀어 마사지한다.

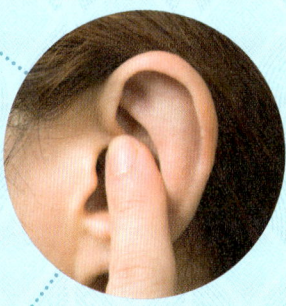

STEP 4

소화기가 있는 이륜각을 검지를 이용하여 강하게 지압한다.

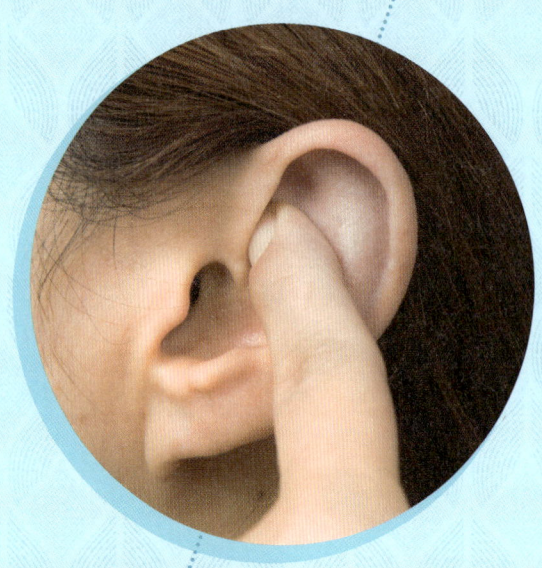

STEP 5

이갑정 안쪽의 신장, 간, 췌담 부위을 검지를 이용하여 지압한다.

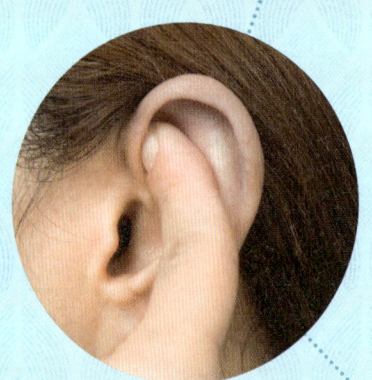

STEP 6

자율신경이 있는 대이륜하각을 누르듯이 자극한다.

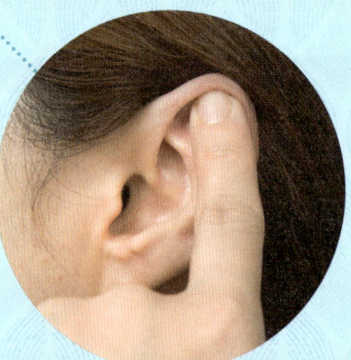

STEP 7

손과 발이 있는 대이륜상각을 골고루 마사지한다.

- 각 부위를 10회 이상 자극한다. 반대쪽 귀도 똑같이 실시한다.

• 보인석 건강볼 부착하기

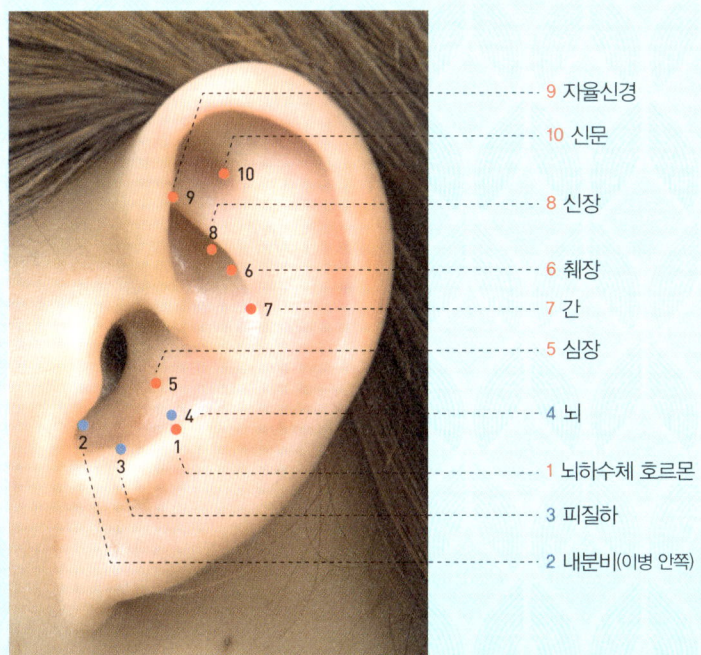

- 9 자율신경
- 10 신문
- 8 신장
- 6 췌장
- 7 간
- 5 심장
- 4 뇌
- 1 뇌하수체 호르몬
- 3 피질하
- 2 내분비(이병 안쪽)

혈점의 기능

1. **뇌하수체 호르몬** : 내분비 조절, 당뇨병
2. **내분비** : 호르몬 관리, 부신 기능 강화, 염증성 피부 질환
3. **피질하** : 소화기 계통, 심혈관계통, 신경계통
4. **뇌** : 뇌 관련 질환, 신경, 내분비 질환
5. **심장** : 심장계통 질환, 신경계통 질환, 불면증
6. **췌장** : 소화불량, 이명, 편두통, 불면증
7. **간** : 만성피로, 안과 질환, 혈액 정화, 소화효소 분해
8. **신장** : 내분비 질환, 뼈 질환, 노폐물 배설, 수분대사
9. **자율신경** : 자율신경 기능 조절, 긴장 해소, 혈관 질환
10. **신문** : 각종 원인으로 오는 통증, 염증성 질환, 중독성 질환

- 보인석 참고하기(57쪽)
- 반대쪽 귀에도 똑같이 부착한다.
- 파란색 점은 귀 안쪽에 위치한 혈점을 뜻한다.

참고문헌

Terry Oleson, Auriculotherapy Manual, 3th edition(Churchill Livingstone, 2003)

간호학대사전(한국사전연구사, 1996)

소정룡, 귀반사건강학(진리탐구, 2009)

강영희, 생명과학대사전(아카데미서적, 2008)

최현석, 인간의 모든 감각(서해문집, 2009)

종교학대사전(한국사전연구사, 1998)

정담 편집부, 해부 병태생리로 이해하는 SIM 통합내과학(정담, 2013)

국가건강정보포털 health.mw.go.kr

국립보건연구원 www.nih.go.kr

두산백과사전 두피디아 www.doopedia.co.kr

서울대학교병원 의학정보 www.snuh.org

한국민족문화대백과사전 encykorea.aks.ac.kr

한국전통지식포탈 www.koreantk.com

한의학대사전(정담, 2001)

귀운동(이어테라피) 지도사 민간자격증 과정

귀운동 지도사는 이어테라피 활용능력을 가지고 있으며 귀운동을 지도할 수 있는 전문가입니다. 만성질병 예방교육을 도와주는 귀운동 지도사의 역할이 커지고 있으며, '평생직업'으로도 각광받고 있습니다. 귀운동 지도사는 귀에 관한 풍부한 지식과 정보를 바탕으로 건강관리 및 상담 직무를 수행하며, 힐링센터 운영 등의 업무를 담당합니다.

셀비오의 귀운동 지도사 민간자격을 취득하고자 하는 자는 관련시험에 응시하여 합격하여야 하며, 총 6개월 과정(2급, 1급, 전문강사)을 통해 취득이 가능합니다.

귀운동 지도사 응시 자격 기준
귀운동 지도사 취득시험에 응시할 수 있는 자의 자격은 다음과 같다.

자격종목	등급	응시자격
귀운동지도사	전문강사	- 귀운동지도사 1급 자격증 소지자
	1급	- 귀운동지도사 2급 자격증 소지자
	2급	- 제한 없음

민간자격 등록 번호 제 2015-004089호
서울시 강남구 테헤란로 204 범진빌딩 3층
등록관리자 : 셀비오

이어테라피 특강과정

직장인 및 기관, 단체 10인 이상 소그룹을 위한 이어테라피 건강관리 특강.

프로그램	목, 어깨, 허리 통증 관리하기	강의 주제 및 시간 선택
	다이어트 & 탈모관리	
	불면증, 두통, 집중력 관리하기	
	눈피로, 만성피로 관리하기	
	이명, 비염 관리하기	
	소화, 변비 관리하기	

셀비오 두피 & 건강 센터 http://celbio.co.kr 02-557-6334
셀비오 자연치유 학회 http://셀비오.net 02-557-6335

보인석 구입처 : 셀비오 두피 & 건강 센터 http://celbio.co.kr 02-557-6334

내 몸의 모든 통증을 없애주는 이어테라피
하루 10분 귀 마사지의 힘

초판 1쇄 발행 2016년 2월 1일
초판 7쇄 발행 2025년 3월 10일

지은이 최은하
펴낸이 최순영

기획 마이크임팩트 한동헌
홈페이지 www.micimpact.com
이메일 books@micimpact.com

출판1 본부장 한수미
라이프 팀장 곽지희
디자인 김진디자인

펴낸곳 ㈜위즈덤하우스 **출판등록** 2000년 5월 23일 제13-1071호
주소 서울특별시 마포구 양화로 19 합정오피스빌딩 17층
전화 02) 2179-5600 **홈페이지** www.wisdomhouse.co.kr

ISBN 979-11-957204-0-8 13510

* 이 책의 전부 또는 일부 내용을 재사용하려면 반드시 사전에 저작권자와
  ㈜위즈덤하우스의 동의를 받아야 합니다.
* 인쇄·제작 및 유통상의 파본 도서는 구입하신 서점에서 바꿔드립니다.
* 책값은 뒤표지에 있습니다.